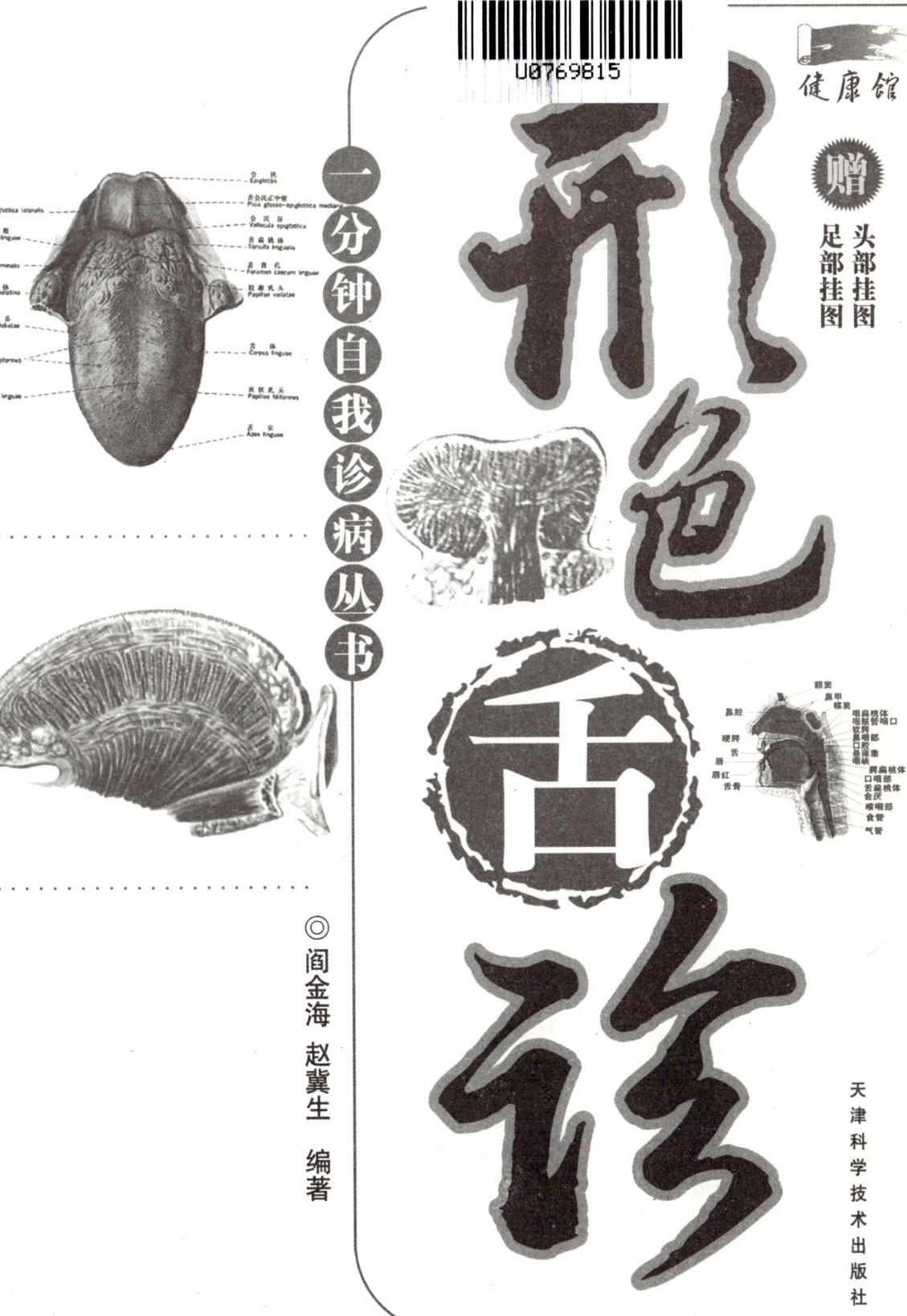

健康馆

赠 头部挂图 足部挂图

一分钟自我诊病丛书

形色舌诊

◎ 阎金海 赵冀生 编著

天津科学技术出版社

图书在版编目(CIP)数据

形色舌诊/阎今海,赵冀生编著.—天津:天津科学技术出版社,1994.3(2010.5重印)
(一分钟自我诊病丛书)
ISBN 978-7-5308-2657-7

Ⅰ.形… Ⅱ.①阎… ②赵… Ⅲ.舌诊 Ⅳ.R241.25

中国版本图书馆 CIP 数据核字(1999)第 21338 号

责任编辑:王 彤
责任印制:王 莹

天津科学技术出版社出版
出版人:蔡 颢
天津市西康路 35 号 邮编 300051
电话(022)23332372(编辑室) 23332393(发行部) 27217980(邮购部)
网址:www.tjkjcbs.com.cn
新华书店经销
北京龙跃印务有限公司印刷

开本 710×1000 1/16 印张 15 字数 133 000
2010 年 7 月第 1 版第 5 次印刷
定价:29.80 元

编者的话

舌诊，属于望诊的重要组成部分，是中医诊法的特色之一。它历史悠久，是中华民族传统医学中一颗璀璨的明珠。早在春秋战国时代的《黄帝内经》中就有关于望舌诊病的记载，至元代出现了第一部舌诊专著——《敖氏伤寒金镜录》，载舌象图36幅，该书"专以舌色视病"，结合临床进行病理机制分析，并确定方药，推测预后等。众所周知，在我国浩如烟海的古医籍中，舌诊学说能巍然屹立，被认定是一门专门的学问，以致数千年而成验昭垂，绝非偶然。它是我国历史医学家和劳动人民长期与疾病作斗争的智慧结晶，是在缺乏现代科学仪器和诊断工具的困难条件下，所创造的科学而有效的诊断方法。应用舌诊诊察疾病，方便、客观、灵敏而科学，对临床治疗具有重要的指导意义，实属我们祖先难能可贵的一大发明。

舌是位于口内的一个肌性器官，属于消化系统的一个组成部分，与食道、胃、肠连接，通过经脉与人体内的五脏六腑相通。正常舌象是舌体柔软，活动自如，颜色淡红而润泽，在舌面上铺有一层薄薄的、颗粒均匀、干湿适中的白苔。临床实践与研究证明：观察舌质的变化，可以了解病证的种类、虚实、津液的盈亏；分辨苔垢的色泽、厚薄，可知其病邪的性质、程度与进退；询问舌觉，可探知病证的位置，脏腑的寒热；观察舌底的络脉，又可知人体气血的瘀滞，脉道的阻碍；就是观其舌之形质、动态也对诊断病证有很大帮助。可见，通过望舌，可以了解到人体在生理、病理状态下的许许多多表现。因此，有人称它是观测人体内脏变化的一面镜子和检测人体各脏腑产生微妙变化的"寒暑表"。

每个人都希望有一个健康的身体，但是，再健康的身体，在人的一生中也难免患有某些大大小小的疾病，为了减少疾病带来的痛苦，及早发现和治疗是十分重要的。中医对身体内部疾患的诊断一贯是借助于外部信息来推断，即所谓"司外揣内"，"有诸内，必形诸外"的法则。在疾病发生、发展过程中，往往在舌象上有异常表现，如果我们能从这些蛛丝马迹中发现毛病，增加防病知识和认症能力，从而提高警觉，尽早发现可能的疾患，以便就医诊治，这便是我们编写这本小书的目的。

本书共有二部分组成。第一章介绍了舌诊的基础知识，包括舌的构造、舌与脏腑的关系、舌诊的临床意义以及如何望舌质、望舌苔等。第二章，通过舌象的形色诊断，介绍了临床常见的内科、妇科、儿科、外科、五官科等100个病证，在每个病证的若干证型之下，分别列出舌象特征、形成原因、症状、中医的治法和常用方药等，以供读者阅读、学习和参考。最后还附以常用方剂索引，便于读者查找使用。本书内容力求简明扼要，深入浅出，通俗易懂，既可供一般读者察舌诊病，又可供专业医生随手翻阅，临证参考。

编　者

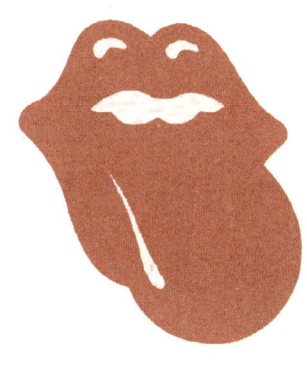

目 录

第一章 舌诊的基础知识 ……001

一、舌的构造…………………………001
二、舌与脏腑的关系…………………001
 (一)舌与脾的关系…………………001
 (二)舌与心的关系…………………002
 (三)舌与脏腑经络的关系…………002
三、舌的部位划分……………………002
四、舌诊的方法………………………003
 (一)望舌的体位和伸舌姿势………003
 (二)诊舌的方法……………………003
五、舌诊的注意事项…………………003
 (一)注意光线影响…………………003
 (二)注意饮食或药物影响…………003
 (三)注意口腔对舌象的影响………004
六、舌诊的临床意义…………………004
 (一)判断正气的盛衰………………004
 (二)区别病邪的性质………………004
 (三)分析病位的浅深………………004
 (四)推断病势的进退………………005

(五)为临床立法用药提供依据·················005
七、正常舌象·····································006
　　(一)正常舌象的特点························006
　　(二)祖国医学对正常舌象的解释·············006
　　(三)现代医学对正常舌象的认识·············006
　　(四)正常舌象提示··························006
八、舌象的生理变异······························007
　　(一)年龄因素······························007
　　(二)体质、禀赋因素························007
　　(三)性别··································007
　　(四)气候因素······························008
　　(五)嗜好··································008
九、望舌体·····································008
　　(一)舌体颜色······························008
　　(二)舌体形质······························011
　　(三)舌的动态······························016
　　(四)舌下络脉······························019
十、望舌苔·····································020
　　(一)望苔质································020
　　(二)望苔色································028
十一、舌象分析要点······························031
　　(一)察舌的神气和胃气······················031
　　(二)舌质与舌苔的综合分析··················032
　　(三)注意同类舌象的鉴别····················033
　　(四)舌象的动态分析························033
　　(五)注意对舌症不符的分析··················034
十二、危重病舌象的诊法··························035
　　(一)猪腰舌································035
　　(二)镜面舌································035
　　(三)砂皮舌································035
　　(四)干荔舌································035
　　(五)火柿舌································035
　　(六)赭黑舌································035
　　(七)瘦薄无苔舌····························036
　　(八)囊缩卷舌······························036

(九)语謇强直舌·····036
(十)眺白舌·····036
(十一)蓝舌·····036

第二章 形色舌象的百病诊治·····037

一、感冒·····037
二、中暑·····039
三、细菌性痢疾·····040
四、疟疾·····042
五、咳嗽·····044
六、支气管哮喘·····046
七、肺炎球菌肺炎·····048
八、肺结核·····050
九、冠心病·····052
十、高血压病·····054
十一、低血压·····055
十二、眩晕·····057
十三、脑血管意外·····059
十四、失眠·····062
十五、老年性痴呆·····064
十六、癫痫·····066
十七、三叉神经痛·····068
十八、坐骨神经痛·····069
十九、精神分裂症·····071
二十、神经症·····073
二十一、躁狂抑郁性精神病·····075
二十二、胃炎·····076
二十三、呕吐·····077
二十四、呃逆·····079
二十五、泄泻·····082
二十六、便秘·····084
二十七、溃疡性结肠炎·····087
二十八、病毒性肝炎·····088
二十九、胁痛·····090

三　十、肝硬化	092
三十一、水肿	093
三十二、尿浊	095
三十三、遗精	097
三十四、早泄	099
三十五、阳痿	101
三十六、汗证	103
三十七、糖尿病	105
三十八、低血糖症	107
三十九、甲状腺机能亢进症	108
四　十、缺铁性贫血	110
四十一、再生障碍性贫血	112
四十二、肥胖	113
四十三、头痛	115
四十四、痹证	119
四十五、痿证	121
四十六、颤震	123
四十七、腰痛	125
四十八、月经先期	127
四十九、月经后期	129
五　十、月经过多	131
五十一、月经过少	133
五十二、痛经	135
五十三、闭经	137
五十四、更年期综合征	139
五十五、带下病	140
五十六、不孕症	142
五十七、子宫肌瘤	144
五十八、风疹	145
五十九、百日咳	147
六　十、营养不良	149
六十一、厌食	150
六十二、遗尿	152
六十三、水痘	154
六十四、流行性腮腺炎	155

六十五、猩红热 ……157
六十六、蛔虫病 ……159
六十七、丹毒 ……160
六十八、单纯性甲状腺肿 ……162
六十九、乳腺纤维腺瘤 ……163
七　十、乳腺增生病 ……165
七十一、胆囊炎与胆石症 ……166
七十二、前列腺增生症 ……167
七十三、带状疱疹 ……169
七十四、湿疹 ……171
七十五、痤疮 ……172
七十六、痱子 ……174
七十七、黄褐斑 ……176
七十八、斑秃 ……177
七十九、白发 ……179
八　十、沙眼 ……181
八十一、睑腺炎 ……182
八十二、耳鸣 ……184
八十三、鼻窦炎 ……186
八十四、鼻出血 ……189
八十五、急性咽炎 ……192
八十六、急性扁桃体炎 ……194
八十七、急性喉炎 ……195
八十八、牙痛 ……196
八十九、复发性口腔溃疡 ……198
九　十、雪口病 ……200
九十一、鼻咽癌 ……201
九十二、肺癌 ……203
九十三、食道癌 ……205
九十四、胃癌 ……208
九十五、肝癌 ……210
九十六、胰腺癌 ……212
九十七、乳腺癌 ……213

九十八、子宫颈癌……………………………………215
九十九、大肠癌………………………………………217
一〇〇、慢性粒细胞白血病…………………………219

方剂索引………………………………………………221

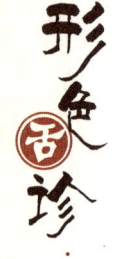

第一章 舌诊的基础知识

舌诊，又称望舌，是通过观察舌质和舌苔，了解机体的生理功能和病理变化。察舌验病是在中医理论指导下一种独特的诊断方法。有人称它是观测人体内脏变化的一面镜子，或检测人体各脏腑产生微妙变化的"寒暑表"。正如《辨舌指南》所说："辨舌质，可辨五脏之虚实。视舌苔，可现六淫之深浅。"

一、舌的构造

舌是口腔中的主要器官之一，它是由很多纵横交错的横纹肌组成的肌性器官。舌的上面称为舌背，下面称为舌底。习惯上将舌体的前端称为舌尖；舌体的中部称为舌中；舌体的后部称为舌根，舌的两边称为舌边。舌体的正中有一条纵形沟纹，称为舌正中沟。

舌的外表有一层半透明的黏膜，舌背黏膜表面粗糙，有许多细小的突起，称为舌乳头，根据乳头的不同形态，分为丝状乳头、蕈状乳头、轮廓乳头和叶状乳头4种。其中丝状乳头与蕈状乳头对舌象形成有着密切联系，轮廓乳头、叶状乳头与味觉有关。

二、舌与脏腑的关系

(一)舌与脾的关系

舌体是由肌肉构成的。《内经》上说："唇舌者，肌肉之本也。"祖国医学认为，"脾主身之肌肉"，强调肌肉靠脾运化的水谷精微来营养才能发达丰满。可见，舌肌需要水谷精微的营养，才能轻

舌为心之苗，脾之外候，苔由胃气所生

劲灵活。

(二)舌与心的关系

舌虽然是个肌性器官，但其中分布着丰富的血脉，血脉是血液通行的隧道，血液能在血脉中运行不息有赖于心脏的推动。所以《内经》有"心主身之血脉"的说法。舌的血脉组织是全身血脉的一部分，通过望舌，可以观察到人体气血运行情况，从而能反映"心主血脉"的功能。另外，舌体运动是否灵活自如，语言是否清晰，在一定程度上又能反映"心藏神"的功能。

(三)舌与脏腑经络的关系

舌虽然居于口中，但它通过经络系统与内在脏腑有着直接或间接的联系。比如，心、脾、肝、肾、膀胱、三焦等脏腑的经脉就与舌有直接联系，而肺、心包、胆、胃、大肠、小肠等脏腑亦与舌有间接的联系，从而使舌与全身形成了一个整体。

三、舌的部位划分

在长期的临床实践中，古代医家发现，脏腑病变反映于舌面，具有一定的分布规律。如舌尖部分多反映上映于舌面，具有一定的分布规律。如舌尖部分多反映上焦心、肺的病变；舌的中部多反映中焦脾、胃的病变；舌根部多反映下焦肾的病变；舌边（两侧）多反映肝、胆的病变。据临床观察，如心火上炎多出现舌尖红赤或破碎；脾胃运化失常，湿浊、痰饮、食滞停积中焦，多见舌中厚腻苔；久病伤肾，肾阴不足，可见舌根苔剥；肝胆气滞血瘀常见舌的两侧出现紫色斑点或舌边青紫等。

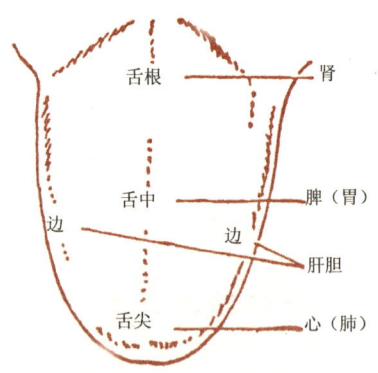

舌诊脏腑部位分属图

四、舌诊的方法

（一）望舌的体位和伸舌姿势

舌诊以望诊为主，望舌时，患者应取坐位或仰卧位，自然地将舌伸出，舌体放松，舌面展平，舌尖略向下，尽量张口，充分暴露舌体。如伸舌过分用力，舌体紧张、蜷曲或伸舌时间过长，都会影响舌的气血流行而引起舌色改变，或干湿度变化。

（二）诊舌的方法

观察舌象，一般先看舌尖，再看舌中、舌边，最后看舌根部。先看舌体的色质，再看舌苔。因为舌体的色、质位置深而易变化，舌苔浅表而易观察。若伸舌时间过久，舌体易随血管变形致色泽发生变化，而舌苔覆盖于舌体上，一般不会随观察的久暂而变化。在观察舌象的过程中，既要敏捷迅速，又要全面周到，更要避免病人张口伸舌的疲劳与厌烦。如果一次望舌判断不清，可令病人休息3～5分钟后，重复望舌一次。

五、舌诊的注意事项

（一）注意光线影响

望舌以白天充足柔和的自然光线为佳，使光线直射于舌面。若光线的强弱与色调不恰当，常会影响正确的判断。如光线过暗，可使舌色暗滞；用普通的灯泡或手电筒照明，容易把黄苔误作白苔；日光灯下，舌色多偏紫；白炽灯下，舌苔偏黄色。周围有色物体的反射光，也会使舌色发生相应的改变。

（二）注意饮食或药物影响

如进食后由于口腔咀嚼的摩擦、自洁作用，可使舌苔由厚变薄；刚进辛热食物，舌色偏红；多吃糖果、甜腻食品，舌苔变厚；饮用牛

舌为心之苗，脾之外候，苔由胃气所生

乳、豆浆可使舌苔变白、变厚；蛋黄、橘子、枇杷、核黄素等，能使舌苔染黄；乌梅、橄榄、石榴、咖啡，各种黑褐色食品或长期吸烟，能使舌苔染成灰色、黑色。服用大量镇静剂后，舌苔厚腻；长期服用某些抗生素，可产生黑腻苔或霉腐苔。

染苔可在短时间内自然退去，或经揩舌除去，一般多不均匀地附着于舌面，与病情亦不相符。如发现疑问时，可询问病人的饮食及服药情况，予以鉴别。

(三) 注意口腔对舌象的影响

牙齿残缺，可造成同侧舌苔偏厚；镶牙可使舌边留下齿印；张口呼吸可使舌苔变干等等，这些因素引起的舌象异常，都不能作为机体的病理征象，应加以鉴别，避免误诊。

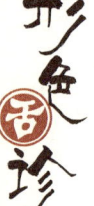

六、舌诊的临床意义

(一) 判断正气的盛衰

正气盛衰能明显地反映于舌。如气血充盛则舌体红润；气血不足则舌色淡白。津液充足则舌质、舌苔滋润；津液不足则舌干苔燥。胃气旺盛则舌苔有根；胃气衰败则舌苔无根或光剥无苔。气血运行正常则舌色红活鲜明；气滞血瘀则舌色青紫。

(二) 区别病邪的性质

不同的病邪侵入人体，其舌象特征也不一样。如外感风寒，舌苔多薄白；寒湿为病，舌淡而苔白滑；痰饮、湿浊、食滞或外感秽浊之气，均可见舌苔厚腻；燥热为病，则舌红苔燥；瘀血内阻，舌质紫暗，或有瘀斑、瘀点等。可见，诸种病邪，大多可从舌象上加以辨别。

(三) 分析病位的浅深

一般来说，舌苔薄的，病邪多在体表，病情较轻浅；舌苔厚的，为病邪入里，病情较深重。以外感温热病而言，其病位可划分为卫、气、营、血四个层次。邪在卫分，则舌苔薄白；邪入气分，舌苔白厚而干或见黄苔，舌色红；邪入营分，则见舌绛；邪入血分，舌色深红、紫绛或紫暗，舌枯少苔或无苔。说明不同的舌象提示病位深浅不同。

（四）推断病势的进退

从舌苔上看，外感热病舌苔由白转黄，由黄转黑，由润转燥，多是热盛而津液耗伤。反之，舌苔由厚变薄，由燥转润，多是热邪渐退，津液复生，病情向好的趋势转变。若满舌厚腻之苔突然剥落，舌光滑无苔，是邪盛正衰，胃气胃阴大伤；舌苔突然增厚，是病邪急剧入里的表现，两者都属病情危重。

从舌质来看，舌质淡红转为红、绛，甚至转为绛紫，或舌上起刺，是邪热深入营血，有伤阴、血瘀之势；若舌质淡红转为淡白、淡青紫，或舌胖嫩湿润，则为阳气耗伤，阴寒渐盛，病情由表入里，由轻转重，由单纯变为复杂，病势在进展。

（五）为临床立法用药提供依据

舌象能客观地反应人体气血的盛衰，病邪的性质，应位的浅深，病情的进退，在临床辨证中具有重要的意义。而辨证和论治，是诊治疾病过程中紧密联系的两部分。辨证是论治的前提和依据，论治是对辨证的检验。基于这种认识，所以说舌象的状况，也是临床立法用药的主要依据。举例来说：如风温初起，外邪袭表，舌苔薄白，为邪在卫分，可用辛凉宣透的银翘散治疗。如果舌苔转为黄色，为邪入气分，同时伴有大热、大渴、大汗、脉洪大等症状者，可清气分之热，用辛寒清气的白虎汤治疗。假如舌质颜色变成红绛，标志邪热深入营分，宜用清营透热的清营汤治疗。一旦舌质颜色变成深绛或紫绛，为邪热深入血分，就应该选用凉血散血的犀角地黄汤来治疗了。

内伤杂病，如脾胃虚寒，则舌白无苔而润，宜用党参、白术、茯苓、木香、炙甘草以健脾补气。心经有热，则舌尖红赤，宜用黄连、麦冬、竹叶以清心火。肝经有热，则舌边红赤，宜柴胡、栀子、丹皮等以清肝热。胃有大热，则舌苔厚而黑燥，宜用石膏、知母等以清胃热。若肾阴虚较甚，则见舌质红绛而苔少，宜用熟地、天冬、麦冬等以滋补肾阴。

七、正常舌象

（一）正常舌象的特点

正常人的舌象特点是：舌质颜色淡红，鲜明滋润，舌体大小适中，柔软灵活；舌苔薄白，均匀而且滋润。简称"淡红舌，薄白苔"。

（二）祖国医学对正常舌象的解释

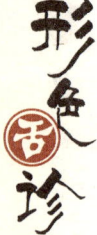

前人对正常舌象的记载很多，如《舌鉴总论》说："舌乃心苗，心属火，其色赤，心居肺内，肺属金，其色白，故当舌地淡红，舌胎微白。"祖国医学对淡红舌的解释，按清代《舌苔统志》的说法是："舌色淡红平人之候……红者心之气，淡者胃之气。"至于舌苔的形成，清代医家章虚谷说："舌苔由胃中生气所现，而胃气由心脾发生。故无病之人常有薄苔，是胃中之生气，如地上之微草也。若不毛之地，则土无生气矣。"名医吴坤安说："舌上有苔，尤地之有苔。地之苔，湿气上泛而成；舌之苔，胃蒸脾湿上潮而生，故曰苔。"

（三）现代医学对正常舌象的认识

【淡红舌形成的机制】

由于舌黏膜固有层的血管十分丰富，使舌呈红色，但舌体表面有一层白色半透明的角化层遮盖，故肉眼所见为淡红色。

【薄白苔形成的机制】

薄白苔是由丝状乳头分化的角化树与充填在其间隙中的脱落的角化上皮、唾液、细菌、食物碎屑、渗出的白细胞等共同组成。特别是丝状乳头角化树表面呈乳白色，所以肉眼所见为薄白苔。

（四）正常舌象提示

根据祖国医学理论，舌象的形成与心、肺、脾、胃等脏腑功能有关。正常舌象提示：脏腑机能正常，气血津液充盈，胃气旺盛。舌象调查也证明"淡红舌，薄苔"是绝大多数正常人的舌象表现。

八、舌象的生理变异

正常舌象受内外环境的影响，可以出现某些异常舌象，这些异常舌象的出现并不是由于疾病所致，而是与多种生理性原因有关，故称为舌象的生理性变异。了解生理性变异的特征和原因，及其在健康人群中的分布情况，就可以知常识变，以免发生诊断上的错误。

（一）年龄因素

年龄是舌象生理变异的重要因素之一。如儿童阴阳稚弱，脾胃功能尚薄弱，生长发育较快，往往处于代谢旺盛而营养相对不足的状态，所以舌质多淡嫩，舌苔少或剥落。老年人精气渐衰，脏腑功能减退，气血运行迟缓，舌黏膜的角化度增加，舌色较暗红或带紫暗色，但均无明显的病变，故属生理性变异。

（二）体质、禀赋因素

《辨舌指南》曾指出："无病之舌，形色各有不同，有常清洁者，有稍生苔层者，有鲜红者，有淡白色者，或为紧而尖，或为松而软，并有牙印者，……此因无病时各有禀体不同，故舌质亦异也。"说明因体质禀赋不同，可以有舌色偏红、偏淡，舌体偏大、偏小的不同。此外，尚有先天性裂纹舌、齿痕舌、地图舌等，多见于禀赋不足，体质较弱者，虽长期无明显临床症状，但可以表现出对某些病邪的易感性，或某些疾病的好发性。

（三）性别

从临床调查资料来看，舌象与男女性别一般无明显关系。但女性因生理特点，在月经期可出现蕈状乳头充血，而且舌质偏红，或舌尖边部有明显的红刺，月经过后可以恢复正常。

舌为心之苗，脾之外候，苔由胃气所生

(四)气候因素

自然环境的变动,可引起正常人舌象的相应变化。名医吴坤安曾说:"平人舌中常有浮白苔一层,或浮黄苔一层,夏月湿土司令,苔每较厚而微黄,但不满不板滞。"这充分体现了人的生理活动与自然界息息相关。

 (五)嗜好

有烟、酒嗜好者厚苔、腻苔的出现率明显增高,提示烟、酒有助湿、生痰、动火等危害,从而影响机体出现异常舌象。

应当指出的是,正常人出现异常舌象,除了上述生理性因素外,有一部分可能是疾病的前期征象。由于舌象能灵敏地反映机体内部的病变,它可以在还没有任何临床症状时就出现了变化,因此应当注意把真正的生理性变异,与病变前期的异常舌象鉴别开来。一般来说,属于生理性变异者,异常舌象往往是长期不变的,且无任何不适症状出现。

九、望舌体

舌体是舌的肌肉和脉络组织。伸舌时一般只能看到舌体,故舌诊的部位主要是舌体。望舌体包括观察舌体颜色,舌体的形质,舌体动态以及舌下络脉。

 (一)舌体颜色

1. 淡红舌

【舌象特征】
舌体颜色淡红润泽、白中透红。

【临床意义】

淡红舌为气血调和的征象，常见于健康人。也见于外感病初起，病情轻浅，尚未伤及气血及内脏时。

【形成原因】

红为血色，心血充足，气血旺盛，鼓动营运血液上荣于舌，故见舌色淡红。正如《舌苔统志》所说："舌色淡红平人之候，……红者心之气，淡者胃之气。"

2. 淡白舌

【舌象特征】

舌色较正常浅淡，红色较少而白色偏多。

【临床意义】

主气血两虚、阳虚。

【形成原因】

《舌鉴辨证》指出：淡白舌是"虚寒舌之本色"。虚是指气血不足，舌部血脉充盈不足；寒是指阳气不足，不能温运血液上荣于舌；阳虚则内寒，经脉收引，使舌的血行减少，故见舌色浅淡。

【淡白舌机制的现代认识】

淡白舌的形成一是贫血与血浆蛋白低下，血液黏度与血浆渗透压下降，血液稀释，颜色变淡。二是组织水肿，微血管周围渗出明显，棘细胞空化肿大，影响了微血管内血色透出度。三是舌微血管收缩，如蕈状乳头内的微血管襻动，静脉臂口径纤细，部分毛细血管襻收缩或关闭，微血管丛中的管襻数目减少，固有层毛细血管数目减少，管径变细，导致舌微循环充盈不足，舌表面流量减少。

3. 红、绛舌

【舌象特征】

舌色比正常舌红，呈鲜红色，称为红舌；舌色深红，或略带暗红色者，称为绛舌。

一般认为，绛舌常为红舌进一步发展所致。舌色发红，有时只局限于舌尖、舌两边或舌边尖部。

【临床意义】

主热证。舌色愈红，提示热势愈甚，故绛舌比红舌的病情深重。如果舌色稍红，或仅见舌边尖红，多提示外感表热证初起。

舌尖红赤破碎，多为心火上炎。舌两边红赤，多为肝经热盛。舌色红绛而有苔者，多由外感热病热盛期，或内伤杂病脏腑阳热偏盛所致，属于实热证。若舌色红绛而少苔或无苔者，提示胃、肾阴伤，多由热病后期阴液受损，或久病阴虚火旺，属于虚热证。

【形成原因】

主要有三方面因素。一是邪热亢盛，气血沸涌，舌部血络充盈而舌红。二是因热入营血，耗伤营阴，血液浓缩，血热充斥于舌而舌绛。三是因阴虚水涸，虚火上炎于舌络而舌红。

【红、绛舌机制的现代认识】

红、绛舌的形成与以下四方面因素有关。一是舌的炎症，使固有层的血管增生扩张，管腔充血，舌血流量增加，显露出红绛舌色。二是血浆比黏度和纤维蛋白含量增高，血浆黏度上升，丝状乳头萎缩，蕈状乳头增大（红点），进一步蕈状乳头萎缩出现光红舌。三是黏膜及小唾液腺萎缩变性。四是舌微血管炎症，直接影响乳头黏膜的营养供给，使组织细胞发生变性、萎缩、坏死等病理变化而致舌黏膜变薄变干，黏膜下血管易于显露其血色。

4. 青、紫舌

【舌象特征】

全舌呈均匀青色或紫色，或舌的局部见有青紫色斑块、瘀点或青紫带者，称为青紫舌。

【临床意义】

主气血运行不畅。舌色青为寒凝血瘀之重证，提示阴寒内盛，阳气受遏，血行凝泣所致。

如果舌色淡紫，或紫暗而湿润，多见于阳虚阴盛，气血运行不畅

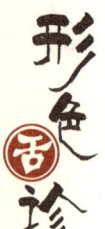

之证。若舌色紫暗，或舌上有斑点，多为瘀血内瘀。舌紫红或绛红，舌苔少而干，多见于热证，提示营血热盛。青紫舌还可见于某些先天性心脏病，或药物、食物中毒等病症。

【形成原因】

青、紫舌的形成一般见于以下三种情况。一是由阴寒内盛，阳气不宣，气血不畅，血脉瘀滞所造成，多表现为青紫舌，或斑点舌。二是热毒炽盛，深入营血，营阴受灼，气血不畅，而表现为绛紫舌。三是由肺失宣肃，或肝失疏泄，气机不畅，或气虚无以推动血行而致血流缓慢，舌色泛现青紫，或出现瘀斑。

【青、紫舌机制的现代认识】

青紫舌的形成与下列因素有关。一是舌静脉瘀血，血中氧合血红蛋白减少，还原血红蛋白增多，血色变暗而见舌色青紫。二是舌微循环表现为异形微血管丛、瘀血微血管丛、扩张微血管丛增多。三是血细胞聚集，流速缓慢，出血，血色暗红，微循环呈严重的瘀滞现象。四是红细胞数量过多，血球压积升高，以及血浆中大分子物质增加，使全血黏度增高，血液呈浓、黏、聚状态，影响了血液的流动速度。五是血小板聚集性增高。

(二)舌体形质

1. 荣、枯舌

【舌象特征】

舌质滋润，红活鲜明为荣舌；舌质干枯，色泽晦暗，缺少血色为枯舌。

【临床意义】

舌质的荣与枯，是衡量机体正气盛衰的标志之一，也是估计疾病的轻重和预后的依据。

【形成原因】

《辨舌指南》说："荣润则津足，干枯则津乏。荣者谓有神，凡舌质有光有体，不论黄、白、灰、黑，刮之里面红润，神气荣华者，诸病皆吉。若舌质无光无体，不拘有苔无苔，视之里面枯晦，神气全无者，诸病皆凶。"

2. 老、嫩舌

【舌象特征】

舌质纹理粗糙或皱缩，舌体坚敛苍老，舌色较暗者为老舌；舌质纹理细腻，舌体浮胖娇嫩，舌色浅淡者为嫩舌。舌质老嫩是舌色和形质的综合表现。

【临床意义】

舌质老和嫩是疾病虚实的标志之一。舌质坚敛苍老，多见于实证；舌质浮胖娇嫩，多见于虚证。

【形成原因】

苍老舌是体内阳热炽盛，伤津耗液，使舌体肌肉失去润泽而坚韧所致。娇嫩舌是气血亏虚，或阳虚不运，水湿内停，舌体肌肉被水湿浸淫所致。

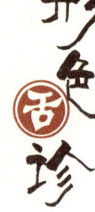

3. 胖大舌

【舌象特征】

舌体比正常人大而厚，伸舌满口，称为胖大舌。

【临床意义】

主水肿、痰饮。

若舌淡白胖嫩，舌苔水滑，多属脾肾阳虚；若舌淡红或舌质红而胖大，伴有黄腻舌苔，多属脾胃湿热，或是湿热痰饮。

【形成原因】

胖大舌多由于脾肾阳虚，水湿停聚；或聚湿成痰饮，阻滞舌络所致。

【胖嫩舌机制的现代认识】

因血浆蛋白低下，全血及血浆黏度降低，导致舌组织水肿，舌黏膜棘细胞层明显增厚，胞浆空泡化，结缔组织增生，淋巴系统循环障碍等原因而形成。

4. 肿胀舌

【舌象特征】

舌体肿大,舌肌呈胀急状,盈口满嘴,甚者不能闭口,不能缩回,称肿胀舌。

【临床意义】

主心脾热盛,或温热之邪挟酒毒上壅,或食物、药物中毒。

肿胀舌主实证。如舌鲜红而肿胀,为心脾热盛;舌青紫而肿胀,多见于食物、药物中毒。

【形成原因】

心脾热盛,气血上壅;或温热之邪挟酒毒上壅;或食物、药物中毒,而使气血壅滞舌络所致。

此外,先天性舌血管瘤患者,可见舌的局部肿胀色紫,属于血络瘀闭,无辨证意义。

5. 瘦薄舌

【舌象特征】

舌体比正常舌瘦小而薄,称为瘦薄舌。

【临床意义】

主阴血亏虚之证。

如舌色浅淡而瘦薄者,属心脾两虚;舌色红绛而瘦薄者,为热盛伤阴或阴虚火旺。

【形成原因】

心主血,脾主肌肉,若阴血耗伤,或脾虚精亏,舌失濡润充养,舌肌萎缩,而致舌体瘦薄。

【瘦薄舌机制的现代认识】

舌体瘦小而薄,主要是因为全身营养不良,使舌的肌肉及上皮黏膜萎缩所致。

舌为心之苗,脾之外候,苔由胃气所生

6. 点、刺舌

【舌象特征】

点刺是指蕈状乳头肿胀或高突的病理特征。

点，是指蕈状乳头体积增大，数目增多，乳头内充血水肿，小者称点，大者称星。色红者称红点舌，或红星舌；色白者称白星舌。

刺，是指蕈状乳头增大、高突，并形成尖锋，形如芒刺，抚之棘手，称为芒刺舌。

【临床意义】

舌生点刺，提示脏腑阳热亢盛，或为血分热盛。舌生点刺兼有舌苔者，多为实热内结；舌生点刺少苔或无苔者，为热盛气阴大伤。

根据点刺所在部位，一般可以推测热在何脏。如舌尖生点刺，多为心火亢盛；舌中生点刺，多为胃肠热盛等等。观察点刺的颜色，还可以估计气血运行情况以及疾病的程度。如点刺鲜红为血热；点刺绛紫为热盛而气血壅滞。

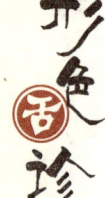

【形成原因】

常因脏腑热盛，热入营血，营热郁结，充斥舌络所致。

【点刺舌机制的现代认识】

由于热病后期机体营养情况发生紊乱，舌乳头上皮逐渐萎缩，角化物质脱落，丝状乳头向蕈状乳头转化，而致蕈状乳头明显增多，同时由于黏膜固有层中血管充血扩张，使蕈状乳头肿胀、充血而形成。

7. 裂纹舌

【舌象特征】

舌面上出现各种形状的裂纹、裂沟，深浅不一，多少不等，统称为裂纹舌。

【临床意义】

主气血阴液亏损。是全身营养不良的一种表现。

若舌色浅淡而裂者，是血虚之候；舌色红绛而裂，则由热盛伤津，阴液耗损所致。《辨舌指南》指出："有纹者血衰也。纹少、纹浅者衰之微；纹多、纹深者衰之甚也。""全舌绛色，或有横直罅纹而短小者，阴虚液涸也。"

在健康人中，大约有0.5%的人在舌面上有纵、横间深沟，裂纹中有舌苔覆盖，且无任何不适症状，为先天性舌裂，应与病理性裂纹舌作鉴别。

【形成原因】

裂纹舌是由精血亏虚，或阴精耗损，舌体失养，舌面乳头萎缩或组织皲裂所致。

由疾病所致者，多在疾病过程中出现，一般在病情好转后裂纹可逐渐变浅、消失。

【裂纹舌机制的现代认识】

主要是由于舌黏膜上皮钉突变平，丝状乳头部分融合、分离或舌黏膜上皮萎缩断裂所致。在电镜下发现：裂纹舌的上皮脚向下延长、增宽，角化障碍而致次级乳头缺乏，次级真皮乳头泡沫细胞减少或消失。而先天性裂纹舌，其特征是在裂沟部分的舌黏膜上仍有正常乳头存在。

8. 齿痕舌

【舌象特征】

舌体边缘有牙齿压迫的痕迹，称为齿痕舌，或称齿印舌。

【临床意义】

主脾虚、水湿内盛证。

若舌体淡白而边有齿痕，多为寒湿壅盛；舌体淡红而有齿痕，多是脾虚或气虚；舌红而肿胀满口，且舌边有齿痕，是内有湿热痰浊壅滞。

【形成原因】

齿痕舌常与胖嫩舌并见。其形成多因脾阳虚衰，水湿内停，湿阻于舌，舌体肿大，受齿缘挤压而成。

若健康人舌体并不胖大，而有轻微齿痕，且长期存在不易消失，这是先天性齿痕舌，应注意与上述病理性齿痕舌相鉴别。

【齿痕舌机制的现代认识】

胖人齿痕同时并见，是由于舌组织水肿，舌缘受牙齿压迫所致。舌的炎症、舌的肌肉张力丧失，牙齿缺失或齿列参差不齐，维生素B族缺乏，或先天性舌异常等，也是形成齿痕舌的原因。

9. 重舌

【舌象特征】

舌下脉络肌肉肿起，好像又生一层小舌，与舌体重迭，故称为重舌。

【临床意义】

主心脾郁火，或时邪引动宿热。

【形成原因】

多因心经热毒亢盛，或外邪引动心火，致使舌下血络壅滞肿起而成。初发者，舌下血络色鲜红、疼痛，舌体活动不利，饮食不便。日久舌下血络可呈青紫色，肿痛亦不明显。重舌好发于小儿。

(三) 舌的动态

1. 痿软舌

【舌象特征】

舌体软弱，无力自由伸缩，称为痿软舌。

【临床意义】

主气血两虚，热灼津伤和阴亏已极。若舌痿软，而红绛少苔，多见于外感热病后期，邪热伤阴，或内伤久病，阴虚火旺。如舌痿软，而舌色枯白无华，多见于久病气血虚衰，全身情况较差的患者。总之，暴痿多为热灼，病久多为虚损。

【形成原因】

多因气血虚弱，阴液亏损，筋脉失养，不能上荣于舌，而致舌体痿废不用。

2. 强硬舌

【舌象特征】

舌体失去应有的柔和，板硬强直，屈伸不便，不能灵活转动，称为强硬舌。

【临床意义】

主热入心包，高热伤津，风痰阻络。

若舌质深红，而舌体强硬，伴有高热者，为热入心包，或高热伤津；舌苔厚腻，而舌体强硬，多见于风痰阻络；突然舌体强硬，语言謇涩，伴有眩晕、肢体麻木者，多为中风之先兆。

【形成原因】

多因外感邪热亢盛，灼伤阴津，扰乱神明，舌脉失养，致使舌体强硬。或因内伤痰浊，蒙蔽心窍，舌失其主。或因肝风夹痰，上阻舌络，舌体失其柔养，以致舌体强硬失灵。《千金要方》指出："舌强不能言，病在脏腑。"说明舌体强硬不是一般局部病变，而是关系到内脏的病变。

3. 颤动舌

【舌象特征】

伸舌时，舌体不由自主地抖动、震颤，称为颤动舌。

【临床意义】

主气血两虚，热极生风，阴虚风动。

如舌淡白而颤动者，多见于气血两虚。舌红绛而颤动者，多见于热极生风。舌红少苔而颤动，多见于阴虚风动。

【形成原因】

舌颤动是肝风内动的表现之一。凡气血虚衰，阴液亏损，舌失濡养而无力平稳伸展舌体；或热极动风，肝阳化风等，都可以产生舌颤动。

舌为心之苗，脾之外候，苔由胃气所生

4. 歪斜舌

【舌象特征】
舌体不正，伸舌时偏斜一侧，称为歪斜舌。

【临床意义】
主中风偏枯，或中风先兆。
如舌歪斜，伴有肢体震颤，语言不利等症，多为肝风内动。若舌歪斜，伴有口眼㖞斜，半身不遂等症，则为中风，或中风后遗症。舌歪斜还可见于舌下神经压迫、损伤或面神经麻痹等局部病变。

【形成原因】
多因肝风内动，夹瘀或夹痰阻滞于舌的一侧经脉，受阻一侧则舌肌弛缓，收缩乏力，而未阻之健侧舌肌力如常，故伸舌时偏向健侧歪斜。

5. 短缩舌

【舌象特征】
舌体卷短、紧缩，不能伸长，甚者伸舌难于抵齿，称为短缩舌。

【临床意义】
多为病情危重的征象。
如舌短缩，色淡白或青紫而湿润，多属寒凝筋脉，或气血虚衰。舌短缩，色红绛而干，多属热病伤津。舌短缩，胖大而苔腻，多属风痰阻络。
此外，先天性舌系带过短，亦可影响舌体伸出，称为绊舌。无辨证意义。

6. 弛纵舌

【舌象特征】
舌体伸出口外，内收困难，或不能收缩，流涎不止，称为弛纵舌。

【临床意义】
内火炽盛；痰火扰心；气虚。
若舌色深红，舌质坚敛苍老而舌弛纵不收者，为内火炽盛，其舌

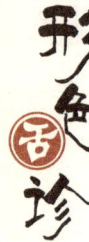

欲常伸出口外，以泄热气。舌常伸出口外，舌体舒宽，无力收回，且自感麻木不仁者，多是气虚所致。若舌色深红，舌体肿大，且兼见神志不清，或喜笑无常者，是痰火扰心。

【形成原因】

内火炽盛，或痰火扰心，或因气虚，致使舌之肌肉、经筋舒纵不收所致。

7. 吐弄舌

【舌象特征】

吐弄是指舌体反复地、不自主地伸出口外的一种舌态。吐舌，是指舌伸出口外，不立即收回；弄舌，是舌稍微伸出，旋即缩回口内，或上下左右舐弄口唇四周，如蛇舐之象。

【临床意义】

吐舌和弄舌，都属心脾有热。

如在病情危急时见吐舌，多为心气已绝。弄舌多为热盛动风的先兆。也见于先天愚型患儿。

【形成原因】

多为心、脾二经有热所致。心热则动风，脾热则耗津，以致筋脉紧缩，干涩不收，故时时吐弄，以舒缓之。

(四)舌下络脉

舌体下面，叫舌底，舌下的黏膜柔软而薄，在正中形成一条舌系带，连于口腔底部。舌系带左右两侧，有两根较粗大的舌深静脉，古人称为舌下络脉。

1. 舌下络脉的观察方法

先让病人张口，将舌体向上腭方向翘起，舌尖可轻抵上腭，勿用力太过，使舌体保持自然松弛，舌下络脉充分显示。首先观察舌系带两侧的大络脉粗细、颜色、有否怒张、弯曲等改变。然后再查看周围细小络脉的颜色、形态以及有无紫暗的珠状结节和紫色血络。

2. 正常人的舌下络脉

正常舌下络脉呈淡紫色，脉形柔软不粗胀，不紧束，不弯曲。

3. 临床意义

若舌下络脉细而短、色淡红或浅红，周围小络脉不明显，整个舌下颜色偏淡，多见于气血不足。若舌下络脉粗胀，颜色呈青紫、紫红、绛紫，或紫黑色；或舌下络脉曲张如紫色珠子状大小不等的瘀血结节等改变，都是血瘀的征象。其形成原因可有寒、热、气滞、痰阻、阳虚等不同，需进一步结合其他症状分析。

舌下络脉的变化，有时会出现在舌色变化之前。因此，舌下络脉是分析气血运行情况的重要依据。

4. 舌下络脉的近代研究

舌下络脉怒张、弯曲、舌下出现瘀血点、瘀血丝等异常变化，是多种因素综合作用的结果。据目前所知，与以下因素有关。

(1) 静脉压升高。
(2) 微血管周围结缔组织支持作用的减弱。
(3) 维生素C缺乏。

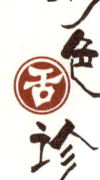

十、望舌苔

舌苔，是散布在舌体上面的一层苔垢。望舌苔是根据苔垢的色、质变化，作为辨证依据的诊法。正常舌苔是由脾胃之生气上熏，胃之津液上潮，凝聚于舌面所生。病理舌苔是胃气挟食浊邪气上泛而成。故舌苔与胃气的强弱，病邪的寒热有关。

望舌苔要注意苔质和苔色两方面的变化。

(一) 望苔质

苔质，是指舌苔的质地、形态，前人亦称苔垢。临床上常见的苔质变化有薄厚、润燥、腐腻、剥落以及真假苔等几个方面。

1. 薄苔

【舌象特征】
凡透过舌苔能隐隐见到舌体的苔，称为薄苔，又叫见底苔。

【临床意义】
苔薄而均匀，常见于健康之人，或疾病初起病邪在表。

舌苔薄而均匀，或中根部稍厚，多为健康之人，是胃气充盛之故。若苔薄而一刮即净，多为血虚。苔薄而湿润，为表邪未解，热未伤津。苔薄在外感病中，多属表证；在内伤病中，多为病情轻浅。

【形成原因】
舌苔是胃气、胃阴上蒸于舌面而生成。薄苔，提示胃有生发之气。

疾病初起在表，病情轻浅，未伤胃气，因此舌苔亦无明显变化。

2. 厚苔

【舌象特征】
舌苔分布深而稠密，不能透过舌苔见到舌体的，称为厚苔，又叫不见底苔。

【临床意义】
主胃肠内有宿食，或痰浊停滞。提示疾病在里，病情较重。

【形成原因】
厚苔常因胃气上升，兼夹食浊、痰湿、病邪熏蒸，积滞于舌所致。

根据舌苔的薄厚，可测知病情的进退轻重。大抵而言，舌苔由薄转厚，为邪盛病进，或潜伏之邪开始暴露；若舌苔由厚转薄，为正胜邪退，或里蕴之邪逐渐消退。

舌苔的厚薄转化，一般是渐变的过程，如薄苔突然增厚，提示邪气极盛，迅速入里；厚苔骤然消退，舌上无新生的薄苔，为正不胜邪，或胃气暴绝。

舌为心之苗，脾之外候，苔由胃气所生

【厚薄苔变化机制的现代认识】
舌苔的厚薄决定于丝状乳头增殖的程度。丝状乳头短者，苔薄；丝状乳头长者，苔厚。影响舌苔厚薄的因素主要有以下几方面：

一则舌乳头的存在和完整，是舌苔存在的必要条件。如丝状乳头增殖速率增加，角化上皮不脱落，则舌苔增厚。二则机械因素，如正常人晨起时舌苔较厚，经漱洗、进食、讲话等活动，舌苔因机械摩擦而变薄。三则由于发热使机体代谢增加，舌苔增殖也相应增快，或因舌上酵母菌大量繁殖并堆积于舌面所致。四则张口呼吸，使舌苔易于干燥，不易脱落而增厚。五则如吸烟、口腔卫生不良、口腔的炎症等因素，也会引起舌苔增厚。

3. 润苔

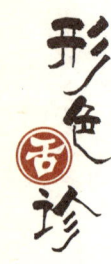

【舌象特征】
舌苔润泽有津，干湿适度者，谓之润苔。

【临床意义】
润苔是正常舌苔表现之一。若在疾病过程中见润苔，提示体内津液未伤。各种对津液无损伤的疾病，如风寒表证、湿证初起、食滞以及瘀血等，均可见润苔。

【形成原因】
润苔是胃津、肾液上承，布露于舌面所致。

【润苔机制的现代认识】
舌苔的湿度主要与唾液腺的分泌状况有关。正常情况下，唾液腺每分钟分泌唾液约1毫升左右，故舌苔润泽有津。

4. 滑苔

【舌象特征】
舌面湿润滑利，甚至伸舌流涎欲滴者，称为滑苔。

【临床意义】
主寒、主湿。滑苔为水湿之邪内聚的表现。

【形成原因】

多因寒湿内侵，或脾阳不振，阳气虚衰，不化水湿，湿聚舌面而成。

【滑苔机制的现代认识】

唾液分泌过多、过黏，舌面上常黏附一层半透明或透明的唾液，使苔上水湿溱溱，反光增强，表现为滑苔。

5. 燥苔

【舌象特征】

舌苔表面干燥少津，望之枯涸者，称为燥苔。

【临床意义】

主热盛伤津；阴液亏耗；阳虚气不化津。

舌苔干燥，属火热伤津者，多伴有高热口渴，舌红苔黄；属阴液亏耗者，多无苔且舌体消瘦；属阳气虚不能化津者，多舌体淡白，口渴而不欲饮。

【形成原因】

由于热盛煎熬津液，或大汗、吐泻过度，或过服温燥劫阴药物，或阳气被阴邪所阻，不能气化津液，均可导致津液不足，不能上承于舌面，因而舌苔干燥。

6. 糙苔

【舌象特征】

舌苔干而且粗糙，或如砂石，津液全无，扪之涩手者，称为糙苔。

【临床意义】

主热伤津之重症。若见舌苔燥裂，多为津伤已极。

【形成原因】

糙苔可由燥苔进一步发展而成。

审察舌苔的润燥变化，可以了解体内津液盈亏的情况。若舌苔由润变燥，表示热重津伤，或津失输布；反之舌苔由燥转润，主热退津复。

舌为心之苗，脾之外候，苔由胃气所生

【燥、糙苔机制的现代认识】
唾液腺分泌不足，或舌面蒸发过快，根据唾液缺乏的程度，而表现为燥苔或糙苔。

7. 腻苔

【舌象特征】
苔质致密，颗粒细腻，舌边苔薄，舌中苔稍厚，揩之不去，刮之不脱者，称为腻苔。

腻苔的名称随其特征不同而异。如舌苔腻而垢浊，称为垢腻苔；腻苔上罩有一层白色或透明的稠厚黏液，称为黏腻苔；腻苔湿润滑利，称为滑腻苔；腻苔干燥少津，称为燥腻苔等等。但无论何种腻苔，均以苔质细腻板滞，苔根牢着，不易脱落为其特点。

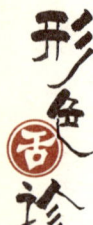

【临床意义】
主湿浊、痰饮、食积。

若苔黄厚腻，多为痰热、湿热、食滞以及湿痰内结，腑气不利等；若苔白滑腻，则为湿浊、寒湿；若厚腻不滑，白如积粉，多为时邪夹湿，自里而发；若白腻不燥，自觉胸闷，多是脾虚湿重；若舌苔白厚黏腻，口中发甜，乃脾胃湿热，气聚上泛所致。

【形成原因】
多是湿浊内蕴，阳气被阴邪所遏，秽浊盘踞中焦，借胃气上蒸于舌。

另有一种舌苔，苔质疏松，颗粒明显者，称为松苔。常见于腻苔、厚苔的欲化阶段。松苔是湿浊之邪欲解的征象。当脾胃阳气宣通，邪浊始得疏解时，腻苔变松，厚苔化薄，新苔逐渐生长，提示正复邪化，病有转机，预后良好。

【腻苔机制的现代认识】
丝状乳头增生，使舌面乳头密度增加，而且丝状乳头的角化树分支也增多，各乳头的角化树呈柱状镶嵌，不易脱落，其中包埋着很多黏液、食物颗粒、细菌、霉菌、渗出的白细胞等，使舌苔呈油腻状紧贴于舌面。

8. 腐苔

【舌象特征】

苔质疏松，颗粒较大，如豆腐渣堆铺于舌面，舌边、中皆厚，揩之可去，或成片脱落，底光滑者，称为腐苔。

【临床意义】

主食积胃肠，或痰浊内蕴。腐苔多见于胃气衰败，湿邪上泛之证。

【形成原因】

腐苔的形成，一般先为邪热有余，蒸腾胃中秽浊之邪上泛，聚积于舌，但因久病胃气匮乏，不能续生新苔，所生之苔不能与胃气相通，渐渐脱离舌体，浮于舌面而成，属于无根苔。

9. 霉苔

【舌象特征】

舌上生糜点如饭粒，或满舌白糜形似凝乳，甚则蔓延至舌下口腔其他部位，揩之可去，旋即复生，揩去之处舌面多光剥无苔，称之为霉苔。《辨舌指南》称之为霉腐苔。

【临床意义】

多见于重危病人，或营养不良的小儿。

【形成原因】

正气虚衰，湿热秽浊之邪泛滥。霉苔常继发于气阴耗伤，舌苔光剥的病人。一般先见于舌的一部分，以后可蔓延至全舌或整个口腔，斑斑驳驳，东一块，西一块，形状多异，厚薄不一，应与上述腐苔作鉴别。《辨舌指南》指出："此由胃体腐败，津液悉化为浊腐蒸腾而上，循食道上泛于咽喉，继则满舌直至唇、齿、上下颚皆有糜点，其病必不治矣。"

【霉苔机制的现代认识】

霉苔系霉菌大量繁殖，堆积于舌面所致。大多是在舌面乳头大量萎缩，黏膜细胞大量坏死，舌光剥红绛，或舌淡白剥落的基础上出现。

舌为心之苗，脾之外候，苔由胃气所生

10. 剥苔

【舌象特征】

舌面本有苔,病程中全部或部分剥脱者,称为剥苔,或剥落苔。

根据舌苔剥落部位的不同,又有不同的名称。如舌前部苔剥落者,称为前剥苔;舌中部苔剥落者,称为中剥苔;舌根部苔剥落者,称为根剥苔;舌苔多处剥落,仅有斑驳片存的,称为花剥苔;舌苔大片剥落,边缘突起,界限清楚,剥落部位时有转移者,称为地图舌。

【临床意义】

主胃之气阴两伤,或气血两虚,亦是全身虚弱的一种征象。

舌红苔剥,多为阴亏;舌淡苔剥,多为血虚,或气血两虚。地图舌多与阴虚或过敏体质有关。

【形成原因】

观察舌苔有无、消长及剥落变化,不仅能测知胃气、胃阴的存亡,亦可反映邪正盛衰,判断疾病的预后。如舌苔从全到剥,是正气渐衰的表现;若舌苔剥落后,复生薄白之苔,乃邪去正胜,胃气渐复的佳兆。

此外,辨舌苔之剥落还应与先天性剥苔加以区别。先天性剥苔是生来就有的剥苔,其部位常在舌面中央人字沟之前,呈菱形,多因先天发育不良所致。

【剥苔机制的现代认识】

剥苔,是部分丝状乳头萎缩变干,使舌质显露所致。剥苔与过敏体质、营养不良等因素有关,也可能与体内有寄生虫有关。地图舌亦有先天性原因。部分剥苔与精神因素、胃肠功能失调、贫血、缺乏铁剂、B族维生素、烟草酸等各种引起舌乳头新陈代谢紊乱的原因有关。

11. 镜面舌

【舌象特征】

舌苔剥落殆尽,舌面光滑如镜者,称为镜面舌。

【临床意义】

镜面舌是剥苔最严重的一种，多见于重病阶段。

若舌质颜色发红，为胃阴干涸，胃无生发之气；若舌色㿠白，毫无血色者，主营血大亏，阳气将脱，病危难治。

【形成原因】

镜面舌是胃阴枯竭，胃气大伤，毫无生发之气的危重征象。

【镜面舌机制现代认识】

镜面舌是伤阴严重的标志。凡血浆蛋白低下，消化吸收障碍，各种维生素严重缺乏，钾、钠、氯等电解质紊乱，各种贫血的晚期阶段均可见到此种舌象。主要是由于舌黏膜上皮细胞内氧化代谢发生障碍，细胞大量坏死脱落所致。

12. 有根苔

【舌象特征】

舌苔坚敛着实，紧贴舌面，揩之不去，刮之不脱，好像从舌体长出一般，称为有根苔，此属真苔。《形色外诊简摩》中说："根者，舌苔与舌质之交际也。……至于苔之有根者，其薄苔必均匀铺开，紧贴舌面之上；其厚苔必四周有薄苔铺之，亦紧贴舌上，似从舌里生出，方为有根。"

【临床意义】

有根的薄苔，匀铺舌面，属正常舌苔。是胃气旺盛的表现。有根的厚苔，虽提示邪气较盛，但也反映正气未衰。

舌苔有根，在病之初、中期出现，为邪气深重，正气旺盛，病属实证。若在病之后期出现，虽然正气已有损耗，但胃、肾之气尚存，预后多佳。

【形成原因】

舌苔有根，乃胃有生机，虽邪气较盛，但脏腑生气未竭，正气与邪气相搏，上浮于舌，故舌苔紧贴舌上，似从里面生出。可见，真苔是胃气尚存，夹食浊邪气上聚于舌所致。

舌为心之苗，脾之外候，苔由胃气所生

13. 无根苔

【舌象特征】

舌苔不着实，似浮涂舌上，揩之即去，刮之干净，非如舌上生出者，称为无根苔，亦称为假苔。亦如《形色外诊简摩》所说："若厚苔一片，四周洁静如截，颇似别以一物涂在舌上，不是舌上所自生者，是无根也。"

【临床意义】

无根舌苔，不论苔之厚薄，均主正气衰竭。舌苔无根，因胃气匮乏，必为虚证，预后多凶。

【形成原因】

舌苔无根。说明正气衰竭，胃气告匮，没有续生新苔的迹象，而旧苔仅浮于舌面，不能与舌中之气相通，而脾、胃、肾之气不能上潮以通于舌，故舌苔颇似涂抹在舌上，不是舌上所生。

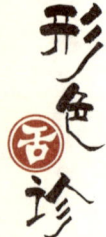

（二）望苔色

苔色，即舌苔的颜色，一般分为白苔、黄苔、灰黑苔三类，临床上可单独出现，也可相兼出现。各种苔色变化需要同苔质、舌质颜色以及舌的形质变化结合起来，做具体分析。

1. 白苔

【舌象特征】

舌面浮露白色的苔垢物，称为白苔。白苔有薄、厚之分。舌上薄薄分布一层白色舌苔，透过舌苔可以看到舌体者，称为薄白苔；舌色呈乳白色或粉白色，舌边、尖稍薄，中、根部较厚，舌体被舌苔遮盖而不被透出者，是厚白苔。

【临床意义】

主表证、寒证。

白苔可为正常之苔，亦主表证和寒证。但白苔的临床意义并不局限于表证和寒证，观察时应结合舌质和苔质等变化作具体分析。《舌鉴辨证》指出："白舌（苔）为寒，表者有之，而虚者、热者、实者也有之。"

如见薄白苔，舌质淡红，兼有寒热、脉浮等症，是表证初起之象，在外感病辨证中可作为病邪在表而尚未入里之旁证。如舌苔薄白，舌质淡白，精神疲倦，四肢发凉者，多为阳虚内寒。如舌苔薄白而干，而舌尖发红者，多为燥热伤津，或心肺火盛。

如见苔厚白滑，或苔厚白腻，多主痰湿，食浊内阻。如苔白厚如积粉，扪之不燥者，是因外感秽浊疫气，热毒内盛所致，常见于瘟疫或内痈。

【形成原因】

白为肺金之色，肺主皮毛，宣发卫气于体表，外邪侵入，无论从皮毛而入，或从口鼻而入，肺卫总是首当其冲，邪未入里，尚未化热，胃气功能健全，挟邪气相争于体表，蒸腾于舌面，故舌呈白苔。白苔有厚薄润燥之分，故白苔可进一步区分其寒热虚实。

【白苔机制的现代认识】

白苔的形成与口腔中存在的菌种产生的色素有关。此外，机体无明显发热，疾病初期或恢复期，局部性疾病等也可能是舌苔颜色不发生变化的条件。

2. 黄苔

【舌象特征】

舌面苔垢物色黄，称为黄苔。黄苔有淡黄、深黄和焦黄之分。淡黄苔又称微黄苔，舌苔颜色浅黄。深黄苔又称正黄苔，苔色黄而略深厚。焦黄苔又称老黄苔，是正黄色中挟有灰褐色苔。

【临床意义】

主热证、里证。黄苔乃热邪熏灼所致，一般来说，淡黄表示热轻，深黄为热重，焦黄为热极。黄苔所主病证，临床上基本可归纳为以下三种情况：

其一，主表邪入里化热。一般疾病初起，舌苔多为白色，当表邪逐渐入里化热时，舌苔始变为黄色。若黄苔中尚兼带白色，则表示邪尚未完全入里，必纯黄而无白，才是外邪由表入里之征。

其二，主里热实证。邪热在里，熏蒸胃腑，舌苔黄而干涩，深黄而厚，甚者可见芒刺、焦裂。

其三，主湿热内蕴。舌苔黄而黏腻，滑润多津，或见黄滑苔，均属湿热为患。

【形成原因】

黄为脾土之色，邪热在内，不论盛于何脏何腑，都会直接或间接地影响脾胃的运化功能，脾胃的运化功能失常，自然会引起浊气停留，邪热与浊气互结，蒸腾上升致使苔色变黄。所以，五脏六腑有邪热的侵扰，皆能使苔色转黄，若脾胃本脏有热，更易出现黄苔，因而内热愈甚，苔之黄色愈深。

【黄苔机制的现代认识】

黄苔主要由舌丝状乳头增殖，口腔唾液分泌的减少，使舌苔干燥，易于变色；口腔卫生不良，舌面上微生物大量繁殖，使某些产色微生物形成着色作用；舌的局灶性炎性渗出，有大量中性多核白细胞存在于舌苔表面，共同形成了黄色舌苔。黄苔与舌面上的优势菌落的颜色也有关。

3. 灰黑苔

【舌象特征】

灰苔与黑苔同类，只是颜色浅深之差别，灰苔即浅黑苔，故并称为灰黑苔。

【临床意义】

主里寒、里热之重证。灰黑苔多由白苔或黄苔转变而成，故主病有寒、热之不同。一般来说，黑苔多在疾病持续一定时日，发展到相当程度后才会出现。如热极伤阴，阳虚阴盛，肾阴亏损，痰湿久郁等证，其中苔质的润燥是鉴别灰黑苔寒热属性的重要指征。如苔色灰黑而润，主阳虚寒极，痰饮寒湿内阻；苔色灰黑而干，多属里热已极，热炽津伤。

【形成原因】

黑为肾水之色，阴寒之色。肾阳虚衰，里寒极盛，寒水上泛，故舌苔见黑色。此外，如里热极盛，肾水不克火，反被里热炽灼熏化，亦可出现灰黑之苔。一般来说，苔色越黑，病情越重。

【黑苔机制的现代认识】

其一，丝状乳头的角质突起延长，如感染、高热、毒素刺激等因素，均可使丝状乳头增生过长，出现黑苔特有的黑棕色角化细胞。其二，霉菌和细菌过长，霉菌大量生长可能与棕褐色或黑色的色素形成有关，腐败的细菌作用于舌黏膜上的坏死物质，产生硫化氢，再与血红蛋白所含的铁质或含铁微生物结合，形成硫化铁沉积，使舌呈黑色。其三，口腔pH值降低，为霉菌生长创造了条件，同时还可增加细胞间的黏着力，使丝状乳头角质突起延长，有利于黑苔的形成。

十一、舌象分析要点

舌诊，不仅要掌握察舌的方法，了解舌质和舌苔各自变化的特征，而且要学会对复杂多变的舌象进行全面分析，充分认识舌象所提示的辨证意义。分析舌象，应注意以下几点。

(一)察舌的神气和胃气

舌神是全身神气表现的一部分，神气的盛衰，在舌象上主要表现于舌色和舌体运动。若舌色红活鲜明，舌质滋润，舌体活动自如，为有神气。若舌色晦暗枯涩，活动不灵，为无神气。其中尤以舌色是否"红活"作为辨别要点。正如清代医家周学海所撰《形色外诊简摩》书中所指出的："舌苔无论何色，皆属易治；舌质即变，即当察其色之死活。活者，细察底里，隐隐犹见红活，此不过血气之有阻滞，非脏气之败坏也；死者，底里全变，干晦枯痿，毫无生气，是脏气不至矣，所谓真脏之色也。"

胃气的盛衰，在舌象上主要表现于舌苔的生长情况。舌苔薄白均匀，或舌苔虽厚，刮之舌面仍有苔迹，或厚苔渐脱，舌上又生新苔，为有胃气；舌苔似有似无，或舌苔浮而无根，刮之即去，舌面光净无苔，为胃气已虚。

舌为心之苗，脾之外候，苔由胃气所生

虚，病情较重，或不易恢复，预后较差。

(二)舌质与舌苔的综合分析

舌质和舌苔是从两个不同侧面反映体内的病理变化。一般说，舌质较多地反映脏腑气血的情况；舌苔较多地反映病邪和胃气的盛衰。清代医家章楠说得好："观舌本，可验其阴阳虚实；审苔垢，即知其邪之寒热浅深也。"但不同疾病的舌象表现有不同的侧重面。

1. 舌苔或舌质单方面异常

一般来说，舌苔或舌质单方面表现异常，无论病之久暂，皆说明病情尚属单纯。

如气虚或血虚患者病情较轻，一般只有舌质变化，而无明显的舌苔变化；若伤于饮食，或外感初期，常只有舌苔的变化，而无明显的舌质改变。

2. 舌质和舌苔变化一致

舌质和舌苔变化一致，提示病机相同，主病为两者意义的综合。例如，舌质红与黄苔同见，说明体内有热；舌淡嫩，苔白润，主虚寒证；舌红绛而有裂纹，苔焦黄干燥，主热极津伤；舌青紫，苔白腻，提示气血瘀阻，痰湿内阻等病理特征。

3. 舌质和舌苔变化不一致

舌质和舌苔变化不一致时，应对两者的病因病机以及相互关系进行综合分析。例如，淡白舌与黄腻苔同见时，其淡白舌主虚寒，而黄腻苔又常为湿热之征，鉴于舌质主要反映正气，舌苔主要反映病邪，说明患者脾胃虚寒而又感受了湿热之邪，是属于本虚标实，寒热夹杂的病证。又如，红绛舌与白滑腻苔同见，舌色红绛属内热盛，而白滑腻苔又多为寒湿困阻，这里舌质和舌苔反映了寒热二种病证，分析其成因，若在外感热病中出现，提示营分有热，气分有湿；若在内伤杂病中出现，提示阴虚火旺，兼有痰湿内停等等。

可见，当舌质和舌苔变化不一致时，往往提示体内存在二种或二种以上的病理变化，病情一般比较复杂，舌象的辨证意义往往是舌质

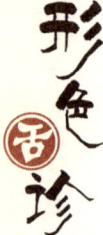

和舌苔两者的综合。

(三)注意同类舌象的鉴别

同样的舌质或舌苔,因相兼情况不同,可以有多种辨证意义。例如,同是青紫舌,若舌苔干燥,多见于温热病热毒内盛阶段;若舌苔湿润,多见于阴盛阳衰;若舌苔无变化,多见于瘀血证。由此可见,同是青紫舌,因兼症不同,就有不同的辨证意义。

又如,同是舌短缩难以伸长,若见舌苔厚腻,多为风痰阻络的中风证;若见舌质红绛干燥,则为火灼水亏所致。同类舌象,因兼症不同,虚实寒热大相径庭,不可不细加鉴别。

(四)舌象的动态分析

在疾病发展过程中,舌象亦随之相应变化。例如,在外感病中,舌苔由薄变厚,表明病邪由表入里;舌苔由白转黄,是病邪化热的征象;舌色转红,舌苔干燥,为邪热充斥,气营两燔;舌苔剥落,舌质光红,为热入营血,气阴俱伤等等。

在内伤杂病的发展过程中,舌象亦会产生一定的变化规律。例如,心血瘀阻所造成的真心痛(急性心肌梗死),病人发病初期1~2天内,可见舌色偏暗,而舌苔无变化,此后大多数病人的舌苔由薄白变为白腻,或黄腻,并由薄变厚,如病情稳定,病变部位不再扩大,则在10余天后,由腻苔逐渐化薄而退,再复生新的薄白苔,舌色由暗滞逐渐恢复成淡红色,舌象提示疾病趋向好转。若舌苔由薄白变为灰苔、黑苔,或黄褐苔;或厚苔日久不退,提示病情日趋严重。若发病初期即见黄腻苔,或黄褐苔,多提示病情复杂,常伴有严重的合并症;若舌苔骤退,转为剥苔,提示胃气将绝,预后不良。又如中风病人,舌质淡红,舌苔薄白,表示病情较轻,预后良好。如舌质由淡红转红,转暗红、红绛、紫暗,舌苔黄腻或焦黑,或舌下络脉怒张,表示风痰化热,瘀血阻滞。反之,舌质由暗红、紫暗转为淡红,舌苔渐化,多提示病情趋于稳定好转。可见,掌握舌象与疾病发展变化的关系,可以充分认识疾病不同阶段所发生的病理改变,为早期诊断早期治疗提供重要依据。

(五)注意对舌症不符的分析

在临床辨证中,有时会遇到一部分病人舌象与其他症状不一致的情况,需要仔细分析其病机,以便正确估计舌象的诊断意义。

1. 疾病出现寒热虚实真假时的舌症不符

例如真热假寒证,由于热邪太盛,阻遏阳气不能透达四肢,可出现四肢厥冷的症状,但其舌色红绛,舌苔黄燥、焦黑,并有尿赤、脉数有力、烦渴等,与其症状不符,一寒一热,看似相反,实质上舌象反映了"热深"的真实情况,而四肢厥冷则是由于"热深厥亦深"所致。

又如真虚假实证,由于脾胃气虚,运化无力而见腹部胀满、疼痛类似实证之象,但其舌质淡胖,舌苔薄白,兼见面色萎黄、纳呆、疲乏、消瘦、便溏等与前症不符,即所谓"至虚有盛候"。也就是说,虚弱的病发展至严重阶段时,可以出现类似强盛的假象。

2. 旧病与新病夹杂而致舌症不符

如久病血虚患者,在新感外邪而致发热时,舌色不一定红;又如久病气阴两虚之人,舌光无苔,虽有积滞,亦无厚苔可见,这些情况都是由于旧病影响,使舌象与新病不符。

3. 治疗措施的影响而致舌症不符

例如外感温热病,在热入营血阶段,舌色当见红绛,但由于及时采取降温、补液等治疗措施,病虽入营而见高热、神昏,但其舌色未发生相应的变化。

又如长期使用肾上腺皮质激素,可造成舌红而胖大;过用抗菌药物,常出现舌苔厚腻,兼见恶心、纳呆等症;某些缓解内脏痉挛的药物,可引起舌红而干燥等等。此外,由于体质、年龄等生理因素引起变异者,在发生疾病时也会造成舌症不符,必须注意区别。总之,舌诊在辨证中具有很大的诊断意义,大部分病人的舌象符合疾病变化的一般规律,是诊断疾病的重要依据。但也有少数病人的舌象比较特殊,必须四诊合参,结合其他临床症状进行综合分析,才能得出正确的结论。

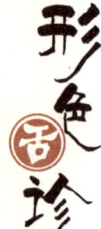
形色舌诊……正常舌象,淡红舌,薄白苔……

十二、危重病舌象的诊法

病情发展到危重阶段，患者体内脏腑气机紊乱，阴阳气血精津告竭，作为疾病外征的舌象，也常有特殊的形色变化，称为危重舌象。现将前人审察危重舌象的经验简介如下。

(一) 猪腰舌

舌如去膜之猪腰，多见于热病伤阴，胃气将绝，主病危。

(二) 镜面舌

舌深绛而光亮如镜，主胃气、胃阴枯涸。若舌色㿠白如镜，毫无血色，也称㿠白舌，主营血大亏，阳气将脱，均为病危难治之症。

(三) 砂皮舌

舌糙刺如砂皮，或干燥枯裂，主津液枯竭，病危。

(四) 干荔舌

舌敛束而无津，形如荔枝干肉，主津枯热炽，病危。

(五) 火柿舌

舌如火柿色，或紫色而干晦如猪肝色，主内脏败坏，病危。

(六) 赭黑舌

舌质色赭带黑，主肾阴将绝，病危。

舌为心之苗，脾之外候，苔由胃气所生

(七)瘦薄无苔舌

舌体瘦小薄嫩,光而无苔,属胃气将绝,难治。

 (八)囊缩卷舌

舌体卷缩,且阴囊缩入,属厥阴气绝,难治。

 (九)语謇强直舌

舌本强直,转动不灵,且语言謇涩,难治。

 (十)晄白舌

舌色晄白如镜,毫无血色,主营血大亏,阳气将脱,病危难治。

 (十一)蓝舌

舌质由淡紫转蓝,舌苔由淡灰转黑,或苔白如霉点、糜点,主病危难治。

以上所列的危重舌象,是前人望舌的经验总结,临证参考这些舌象与主病,对推断病情轻重,预测疾病吉凶是有一定意义的。但是,病至危重阶段,不仅影响舌象,也可反映于全身症状,故最后诊断仍应四诊合参,综合判断,积极抢救,争取转危为安。

第二章 形色舌象的百病诊治

> 感冒，俗称伤风，是最常见的外感病，一年四季均可发病，以冬、春季节为多。感冒起病较急，以鼻塞、流涕、喷嚏、头痛、咳嗽、恶寒、发热、全身不适等为主要症状。

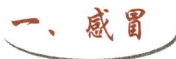

一、感冒

中医辨证与舌象特征

1. 风寒证

【舌象】
舌苔薄白。

【形成原因】
气候突变、淋雨受凉、汗出当风，而人又在起居失常、寒暖不均、疲乏劳累的状态下，尤其是体质虚弱之人，卒感风寒之邪，由口鼻而入，发为本病。舌苔薄白，为表寒征象。

【症状】
恶寒(怕冷)明显，并有轻微发热，无汗，鼻塞声重，流清涕，周身酸痛，咳嗽，吐稀白色痰，脉浮或浮紧。

> 舌为心之苗，脾之外候，苔由胃气所生

【治疗】

辛温解表。方用荆防败毒散。药有荆芥，防风，羌活，独活，柴胡，前胡，川芎，枳壳，茯苓，桔梗，甘草。

2. 风热证

【舌象】

舌苔薄黄。

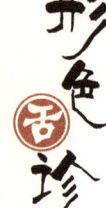

【形成原因】

外感风热之邪，从口鼻而入，发为本病。舌苔薄黄，为风热侵于肺卫之征。

【症状】

发热较重，同时又感轻微怕冷，有汗，口干，咽痛，鼻流浊涕，咳嗽，痰黏稠，脉浮数。

【治疗】

辛凉解表。方用银翘散。药有金银花，连翘，豆豉，牛蒡子，薄荷，荆芥穗，桔梗，甘草，竹叶，鲜芦根。

3. 暑湿证

【舌象】

舌苔薄黄而腻。

【形成原因】

夏季感冒，常感受当令之暑邪，暑多挟湿，每多暑湿并重。舌苔薄黄而腻，为暑热挟湿之征。

【症状】

发热，汗出热不解，鼻塞流浊涕，头昏重胀痛，身重倦怠，心烦口渴，胸闷欲呕，尿短赤，脉濡数。

【治疗】

清暑祛湿解表。方用新加香薷饮。药有香薷，鲜扁豆花，厚朴，金银花，连翘。

以上三个证型皆属普通感冒。还有一种流行性感冒，简称"流感"，为流感病毒引起的急性呼吸道传染病，中医称为"时行感冒"。其以高热为主，且全身症状重，治疗多偏重于清热解毒。

二、中暑

中暑是发生于高温环境中的一种急性疾病。在高温、高辐射热、高湿度和风速较小的情况下，从事重体力劳动，如果防暑措施做得不好，就可能导致中暑发生。

中医辨证与舌象特征

1. 暑入阳明

【舌象】

舌苔黄燥。

【形成原因】

盛夏酷暑之季，气候炎热，人若正气素亏或因劳倦太过耗伤津气，暑热之邪乘虚侵入而发病。舌苔黄燥，为热盛伤津之象。

【症状】

高热心烦，头痛且晕，面赤气粗，口渴汗多，或背微恶寒，小便短赤，脉洪数。

【治疗】

清暑泄热，益气生津。方用白虎加人参汤。药有知母，石膏，甘草，粳米，人参。

2. 暑伤津气

【舌象】
舌质淡，苔薄白。

【形成原因】
暑热损伤津气。与前证相比较，热邪较轻而津气损伤较甚。舌质淡，苔薄白，为津气亏虚之征。

【症状】
身热，心烦溺黄，口渴自汗，肢倦神疲，脉虚无力。

【治疗】
清热涤暑，益气生津。方用清暑益气汤。药有西洋参，石斛，麦冬，黄连，竹叶，荷梗，知母，甘草，粳米，鲜西瓜翠衣。

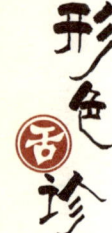

三、细菌性痢疾

细菌性痢疾，简称菌痢，是由痢疾杆菌引起的肠道传染病。主要症状表现为发热、腹痛、腹泻、里急后重，排脓血样大便。本病以夏秋两季最为多见。

本病与中医学中"痢疾"基本一致。

中医辨证与舌象特征

1. 湿热痢

【舌象】
舌苔黄腻。

【形成原因】
多由外感湿热，或平素好食肥甘厚味，酿生湿热，加之饮食不当，或误食不洁之物，病从口入，湿热之邪壅滞肠中，气血凝滞，化为脓血而成本病。舌苔黄腻，为湿热蕴结之象。

【症状】

腹痛，里急后重，下痢赤白便血，肛门灼热，小便短赤，脉滑数。

【治疗】

清热化湿解毒。方用芍药汤。药有黄芩，芍药，炙甘草，黄连，大黄，槟榔，当归，木香，肉桂。

2. 疫毒痢

【舌象】

舌质红绛，苔黄燥。

【形成原因】

饮食不洁之物，或与痢疾患者接触，相互传染，疫毒从口而入。疫毒熏灼肠道，耗伤气血，而成本病。舌质红绛，苔黄燥，为疫毒内淫炽盛之征。

【症状】

发病急骤，高热，呕吐，继而大便频频，以致失禁，痢下鲜紫脓血，腹痛剧烈，里急后重较湿热痢为甚，头痛烦躁，甚则神昏痉厥，脉滑数。

【治疗】

清热凉血解毒。方用白头翁汤。药有白头翁，秦皮，黄连，黄柏。

3. 休息痢

【舌象】

舌质淡，苔腻。

【形成原因】

下痢日久，正虚邪恋，湿热留连不去，病根未除。舌质淡，苔腻不化，为湿热未尽，正气虚弱之征。

【症状】

下痢时发时止，日久难愈，饮食减少，倦怠怯冷，嗜卧，临厕腹痛里急，大便夹有黏液或见赤色，脉虚数。

【治疗】

温中清肠，调气化滞。方用连理汤。药有人参，白术，干姜，炙甘草，黄连，茯苓。

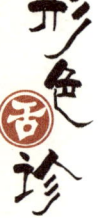

四、疟疾

疟疾为疟原虫寄生于人体而引起的传染病，主要通过受感染的雌按蚊叮咬而感染。临床上以间歇性寒战、高热、头痛、汗出和脾肿大、贫血为特征。多发于夏秋季节。

中医辨证与舌象特征

1. 正疟

【舌象】

舌质红，苔薄白或黄腻。

【形成原因】

疟邪侵入，伏于半表半里，正邪相争，而引起疟疾的发作。病初苔多薄白，化热则见苔黄腻。

【症状】

先有呵欠乏力，继则寒栗鼓颔，寒罢则内外皆热，头痛面赤，口渴引饮，终则遍身汗出，热退身凉，脉弦。间隔一日，又有相同的症状发作。

【治疗】

祛邪截疟，和解表里。方用柴胡截疟饮。药有柴胡，黄芩，人参，甘草，半夏，常山，乌梅，槟榔，桃仁，生姜，大枣。

2. 温疟

【舌象】

舌质红，苔黄。

【形成原因】

素体阳盛而复感疟邪，病理变化以阳热偏盛为主，临床表现寒少热多者，形成温疟。舌质红，苔黄，为热盛于里之象。

【症状】

热多寒少，汗出不畅，头痛，骨节酸疼，口渴引饮，尿赤便秘，脉弦数。

【治疗】

清热解表，和解祛邪。方用白虎加桂枝汤。药有知母，石膏，甘草，粳米，桂枝。

3. 寒疟

【舌象】

舌苔白腻。

【形成原因】

素体阳虚而复感疟邪，病理变化以阳虚寒盛为主，临床表现寒多热少者，形成寒疟。舌苔白腻，为寒湿内阻之象。

【症状】

热少寒多，口不渴，胸脘痞闷，神疲体倦，脉弦。

【治疗】
和解表里，温阳达邪。方用柴胡桂枝干姜汤。药有柴胡，桂枝，干姜，黄芩，天花粉，牡蛎，炙甘草。

五、咳嗽

咳嗽是指以咳嗽、咯痰为主要表现的病证。

咳嗽既是独立的证候，又是肺系多种疾病的一个症状。这里讲的是以咳嗽为主要表现的病证。西医学中的上呼吸道感染、支气管炎、支气管扩张、肺炎等以咳嗽为主症者，可参考本病辨证论治。

中医辨证与舌象特征

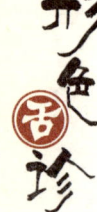

1. 风寒袭肺

【舌象】
舌苔薄白。

【形成原因】
风寒袭肺，肺气壅塞不得宣通，肺气上逆而发生咳嗽。舌苔薄白，为风寒在表之征。

【症状】
咳嗽声重，气急，咽痒，咳痰稀薄色白，常伴鼻塞，流清涕，头痛，肢体酸楚，恶寒发热，无汗，脉浮或浮紧。

【治疗】
疏风散寒，宣肺止咳。方用三拗汤合止嗽散。药有麻黄，杏仁，生甘草，荆芥，桔梗，白前，陈皮，百部，紫菀。

2. 风热犯肺

【舌象】
舌苔薄黄。

【形成原因】
风热犯肺，肺失宣肃，肺气上逆而为咳。舌苔薄黄，为风热在表之征。

【症状】
咳嗽频剧，气粗或咳声嘎哑，喉燥咽痛，咯痰不爽，痰黏稠或稠黄，咳时汗出，常伴鼻流黄涕，口渴，头痛，肢楚，恶风，身热等，脉浮数。

【治疗】
疏风清热，肃肺化痰。方用桑菊饮。药有桑叶，菊花，连翘，薄荷，桔梗，杏仁，芦根，甘草。

3. 肺阴亏耗

【舌象】
舌质红，少苔。

【形成原因】
由于肺系多种疾病迁延不愈，肺脏虚弱，阴伤气耗，肺主气的功能失常，气逆而为咳。舌质红，少苔，为阴虚内热之象。

【症状】
干咳，咳声短促，痰少黏白，或痰中带血丝，低热，午后颧红，盗汗，口干，脉细数。

【治疗】
滋阴润肺，化痰止咳。方用沙参麦冬汤。药有沙参，麦冬，玉竹，桑叶，甘草，天花粉，生扁豆。

六、支气管哮喘

支气管哮喘是以反复发作，带有哮鸣音的呼气性呼吸困难为特征的一种疾病。发作时喉中哮鸣有声，呼吸气促困难，甚则喘息不能平卧。本病是内科常见病之一，在我国北方更为多见。

支气管哮喘，属中医学中哮证范畴。

中医辨证与舌象特征

◎ 发作期

1. 寒哮

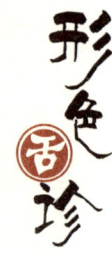

正常舌象，淡红舌，薄白苔

【舌象】
舌苔白滑。

【形成原因】
宿痰内伏于肺，因外感风寒，或贪食生冷等诱因而引触，以致痰阻气道，肺气上逆，痰鸣气喘。舌苔白滑，为寒盛之象。

【症状】
呼吸急促，喉中哮鸣有声，胸膈满闷如塞，咳不甚，痰少咯吐不爽，面色晦暗带青，口不渴，或渴喜热饮，天冷或受寒易发，形寒怕冷，脉弦紧或浮紧。

【治疗】
温肺散寒，化痰平喘。方用射干麻黄汤。药有射干，麻黄，细辛，紫菀，款冬花，半夏，五味子，生姜，大枣。

2. 热哮

【舌象】
舌质红，苔黄腻。

【形成原因】

宿痰内伏于肺，外感风热之邪，或嗜食酸咸甘肥，痰热壅肺，肺气上逆，痰鸣气喘。舌质红，苔黄腻，为痰热内盛之征。

【症状】

气粗息涌，喉中哮鸣，胸高胁胀，咳呛阵作，咯痰色黄或白，粘浊稠厚，排吐不利，烦闷不安，汗出，面赤，口苦，口渴喜饮，脉弦滑或滑数。

【治疗】

清热宣肺，化痰定喘。方用定喘汤。药有白果，麻黄，桑白皮，款冬花，半夏，杏仁，苏子，黄芩，甘草。

◎ 缓解期

1. 肺虚

【舌象】

舌质淡，苔薄白。

【形成原因】

哮证反复发作，气阴耗损，肺气渐虚，每因气候变化而诱发。舌质淡，苔薄白，为肺气虚弱之征。

【症状】

自汗，怕风，常易感冒，每因气候变化而诱发，发前打喷嚏，鼻塞流清涕，气短声低，或喉中常有轻度哮鸣音，咳痰清稀色白，脉细弱。

【治疗】

补肺固卫。方用玉屏风散。药有黄芪，白术，防风。

2. 肾虚

【舌象】

舌质淡、胖嫩，苔白；或舌质红，少苔。

【形成原因】

哮证日久，反复发作，气阴耗伤，肾气渐虚，劳累后喘哮易发。舌质淡、胖嫩，苔白，为阳虚外寒之征；舌质红，少苔，为阴虚内热之象。

【症状】

平素短气息促，动则为甚，吸气不利，腰酸腿软，脑转耳鸣，劳累后喘哮易发。或畏寒肢冷，面色苍白，脉沉细；或颧红，烦热，汗出黏手，脉细数。

【治疗】

补肾摄纳。属阳虚者，方用金匮肾气丸。药有桂枝，附子，熟地黄，山萸肉，山药，茯苓，丹皮，泽泻。若属阴虚，方用七味都气丸。药有地黄，山茱萸，山药，茯苓，丹皮，泽泻，五味子。

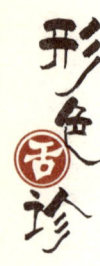

七、肺炎球菌肺炎

肺炎球菌肺炎是由肺炎球菌引起的急性肺部感染。临床表现以突然发病，寒战、高热、胸痛、咳嗽、咯铁锈色痰、呼吸困难为特征。冬春季节发病较多，常见于青壮年。近年来由于抗菌药物的广泛应用，临床上轻症或不典型病例较为多见。

本病属于中医学中"咳嗽"、"喘证"的范畴。

中医辨证与舌象特征

1. 痰热壅肺

【舌象】

舌质红，苔黄燥。

【形成原因】

由于寒热失调，受冷淋雨，或起居无常，过度疲劳，正气受损，卫外能力下降，此时风寒或风热病邪乘虚侵入，使肺气郁阻，郁而化热，邪热壅肺，灼津成痰，痰阻肺络，壅塞气道，不得宣通，而形成本病。舌质红，苔黄燥，为热盛津伤之象。

【症状】

高热，可伴寒战，咳嗽而喘，呼吸困难，气促鼻扇，咳痰黄稠或咳铁锈色痰，胸闷胀痛，口渴，面红，小便黄赤，脉洪大或滑数。

【治疗】

清热解毒，宣肺化痰。方用麻杏石甘汤加味。药有麻黄，杏仁，石膏，炙甘草，黄芩，鱼腥草，银花等。

2. 气阴两亏，痰热未净

【舌象】

舌质红，苔少。

【形成原因】

肺炎后期，病由久热久咳，耗伤气阴，而余热留恋不去，仍有病邪的症状。舌质红，苔少，为阴虚内热之象。

【症状】

咳嗽，痰量减少，低热，自汗或盗汗，口干，脉细数。

【治疗】

益气养阴，泄热祛邪。方用竹叶石膏汤加减。药有竹叶，石膏，麦冬，人参，半夏，粳米，炙甘草，花粉，生地等。

八、肺结核

肺结核是由结核杆菌引起的呼吸系统的慢性传染病。临床以低热、盗汗、乏力、消瘦、咳嗽、咯血等症状为主要表现。

本病相当于中医学中的肺痨。

中医辨证与舌象特征

1. 肺阴亏虚

【舌象】
舌边尖红，苔薄。

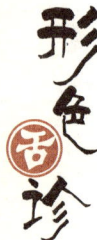

【形成原因】
凡先天禀赋不足，或后天失调，如酒色过度，耗伤精血；情志不遂，忧思过度，或病后失养，或营养不良，均可导致气血不足，正气虚弱，而使结核杆菌经呼吸道侵入于肺。肺体受损，耗伤肺阴，故见肺阴亏损之证。舌边尖红，苔薄，为阴虚之征。

【症状】
干咳，咳声短促，或咯少量黏痰，或痰中带血丝或血点，色鲜红，胸部隐隐闷痛，午后手足心热，皮肤干灼，口干咽燥，或有轻微盗汗，脉细或兼数。

【治疗】
滋阴润肺。方用月华丸。药有天冬，麦冬，生地黄，熟地黄，山药，百部，沙参，川贝母，茯苓，阿胶，三七，獭肝，白菊花，桑叶。

2. 阴虚火旺

【舌象】
舌质红绛而干，苔薄黄或剥。

【形成原因】

肺病及肾，肺肾阴伤，虚火内灼而成本证。舌质红绛而干，苔薄黄或剥，为阴虚燥热内盛之象。

【症状】

呛咳气急，痰少质黏，或吐稠黄痰，量多，时时咯血，血色鲜红，午后潮热，骨蒸，五心烦热，颧红，盗汗量多，口渴，心烦，失眠，性情急躁易怒，或胸胁掣痛，男子可见遗精，女子月经不调，形体日渐消瘦，脉细数。

【治疗】

滋阴降火。方用百合固金汤。药有生地黄，熟地黄，麦冬，贝母，百合，秦艽，鳖甲，青蒿等。

3. 气阴耗伤

【舌象】

舌质光淡，边有齿印，苔薄。

【形成原因】

肺病渐损及脾，终致肺脾同病，气阴两伤。舌质光淡，边有齿印，苔薄，为气阴两虚之证。

【症状】

咳嗽无力，气短声低，咯痰清稀色白，偶或夹血，或咯血，血色淡红，午后潮热，伴有畏风、怕冷，自汗与盗汗并见，纳少神疲，便溏，面色㿠白，颧红，脉细弱而数。

【治疗】

益气养阴。方用保真汤。药有人参，黄芪，白术，甘草，赤白茯苓，五味子，生地黄，地骨皮，百部等。

舌为心之苗，脾之外候，苔由胃气所生

九、冠心病

冠心病是冠状动脉粥样硬化造成了管腔的狭窄，导致心肌缺血缺氧而引起的心脏病。冠心病临床表现以心绞痛、心肌梗死、心力衰竭、心律失常为主。本病多发生在40岁以上，且男性多于女性，尤以脑力劳动者较多见。

本病属于中医学的"胸痹"、"真心痛"、"厥心痛"范畴。

中医辨证与舌象特征

1. 心脉瘀阻

【舌象】
舌质暗红或有瘀斑。

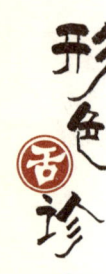

【形成原因】
年老体虚，或中年人劳累过度，以致心气不足，鼓动无力，血脉失于温煦，而痹阻不通；或饮食不当，恣食肥甘厚味，聚湿成痰，气机不畅，心脉痹阻；或情志失调，气血不畅，心脉痹阻；或素体阳虚，又感寒邪，血行不畅，皆可发为本病。舌质暗红或有瘀斑，为瘀血内阻之象。

【症状】
心胸疼痛剧烈，如刺如绞，痛有定处，痛引肩背、左臂，胸闷如窒，脉弦涩。

【治疗】
活血化瘀，通脉止痛。可先服中成药速效救心丸，待疼痛缓解后再服方剂血府逐瘀汤。药有当归，生地黄，桃仁，红花，枳壳，赤芍药，柴胡，甘草，桔梗，川芎，牛膝。

2. 气阴两虚

【舌象】
舌质偏红，或有齿印。

【形成原因】

本病日久,气阴两虚,气虚则无以行血,阴虚则脉络不利,均可使血行不畅,气血瘀滞,形成本证。舌质偏红,或有齿印,为气阴两虚之征。

【症状】

心悸气短,胸闷隐痛,时作时止,倦怠懒言,面色少华,头晕目眩,遇劳则甚,脉细弱无力。

【治疗】

益气养阴,活血通络。方用生脉散合人参养营汤。药有人参,麦冬,五味子,当归,白芍,熟地黄,肉桂,黄芪,白术,茯苓,远志,橘皮,甘草,大枣,生姜。

3. 痰浊闭阻

【舌象】

舌苔白腻或白滑。

【形成原因】

饮食不节,如过食肥甘厚味,或嗜酒成癖,日久损伤脾胃,运化失健,聚湿成痰,痰阻脉络,则气滞血瘀,而成本病。舌苔白腻或白滑,为痰浊壅阻之征。

【症状】

胸闷、心痛时作,或痛引肩背,气短喘促,形体肥胖,身重乏力,脉滑。

【治疗】

通阳泄浊,豁痰开结。方用栝楼薤白半夏汤。药有栝楼,薤白,白酒,半夏。

十、高血压病

高血压病是一种以动脉血压持续升高，伴有不同程度的脑、心脏、血管和肾等脏器病变的疾病。头痛、头晕和头胀为常见的症状。

健康成人正常血压，收缩压≤18.7kPa(140mmHg)；舒张压≤12.0kPa(90mmHg)。若成人收缩压≥21.3kPa(160mmHg)；及舒张压≥12.7kPa(95mmHg)，则为高血压。

本病属于中医学的"眩晕"、"头痛"范畴。

中医辨证与舌象特征

1. 肝火炽盛

【舌象】
舌质红，苔黄。

【形成原因】
多因情志不遂，肝郁化火，或因火热之邪内侵，或它脏火热累及于肝，以致肝胆气火上逆所致。舌质红，苔黄，为肝经实火内炽之象。

【症状】
头痛头晕，面红目赤，烦躁易怒，口苦舌干，便秘尿赤，脉弦数有力。

【治疗】
平肝潜阳，清热降火。方用龙胆泻肝汤。药有龙胆草，泽泻，木通，车前子等。

2. 阴虚阳亢

【舌象】
舌质红，舌苔薄黄。

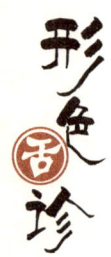

【形成原因】

年老体衰,肾气亏损,或久病伤肾,或纵欲过度,肾精亏耗,均可使肝阴不足,肝阳偏亢。舌质红,苔薄黄,为阴虚内热之象。

【症状】

头晕头痛,尖重脚轻,耳鸣眼花,失眠健忘,心悸多梦,腰酸腿软,五心烦热,脉弦细或沉细而数。

【治疗】

平肝潜阳,滋养肝肾。方用天麻钩藤饮合杞菊地黄丸。药有天麻,钩藤,生石决明,川牛膝,桑寄生,杜仲,山栀,黄芩,益母草,朱茯神,夜交藤,枸杞子,菊花,熟地黄等。

3.痰湿阻逆

【舌象】

舌苔白腻。

【形成原因】

嗜酒肥甘,饥饱劳倦,皆可损伤脾胃,以致痰湿内生,阻滞经脉而发为本病。舌苔白腻,为痰浊内蕴之象。

【症状】

头晕头痛,头重如裹,心烦胸闷,食少欲吐,少食多眠,腹胀痞满,脉弦滑。

【治疗】

健脾和胃,燥湿祛痰。方用温胆汤。药有半夏,橘皮,甘草,枳实,竹茹,生姜,茯苓。

十一、低血压

低血压是指按照常规测量血压的方法,肱动脉血压低于12/8kPa,

> 舌为心之苗,脾之外候,苔由胃气所生

65岁以上的人低于13.33/8kPa者谓之低血压。

低血压属于中医学的"眩晕"、"虚劳"、"晕厥"等范畴。

中医辨证与舌象特征

1. 气虚阳虚

【舌象】
舌质淡白，舌体胖大，舌苔白滑。

【形成原因】
久病、重病或劳累过度，而使元气耗损；或因先天不足、后天饮食失调，以致元气生成匮乏；或因年老体弱，脏腑机能衰退，元气自衰等，皆可使心脉鼓动无力，气机升降失调，清阳不升，心脑失养，发为本病。舌质淡白，舌体胖大，舌苔白滑，为气虚阳虚，寒湿内生之象。

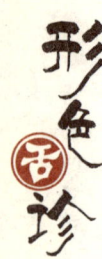

【症状】
面色发白，头晕目眩，少气懒言，神疲乏力，甚则晕厥；畏寒，肢冷，自汗。

【治疗】
益气温阳。方用独参汤、保元汤。前方药有人参。后方药有人参，黄芪，肉桂，甘草，生姜。

2. 气阴两虚

【舌象】
舌质淡，苔薄。

【形成原因】
热病或久病，耗伤气阴；或情志过极，房事不节，过服温燥之品等，使体内气血津液损伤，形成本病。舌质淡，苔薄，为气阴两虚之象。

【症状】

面色发白,头晕目眩,少气懒言,神疲乏力,口干,五心烦热,便秘,尿少。

【治疗】

益气养阴。方用生脉散。药有人参,麦冬,五味子。

十二、眩晕

眩晕是指以头晕、眼花为主要表现的一类病证。其轻者闭目可止,重者如坐车船,旋转不定,不能站立,或伴有恶心、呕吐、汗出、面色苍白等。严重者可突然仆倒。

西医学中的高血压、低血压、低血糖、贫血、梅尼埃综合征、脑动脉硬化、神经衰弱、椎—基底动脉供血不足等病,临床表现以眩晕为主要症状者,可参照本病辨证论治。

中医辨证与舌象特征

1. 肝阳上亢

【舌象】
舌质红,苔黄。

【形成原因】

素体阳盛,肝阳上亢;或因长期忧郁恼怒,气郁化火,使肝阴暗耗,风阳升动,上扰清窍;或肾阴素亏,肝失所养,以致肝阴不足,肝阳上亢,皆可发为眩晕。舌质红,苔黄,为肝阳上亢之征。

【症状】

眩晕耳鸣,头痛且胀,每因烦劳或恼怒而头晕、头痛加剧,面时潮红,急躁易怒,少寐多梦,口苦,脉弦。

【治疗】

平肝潜阳,滋养肝肾。方用天麻钩藤饮。药有天麻,钩藤,生石决明，川牛膝，益母草等。

2. 痰浊上蒙

【舌象】
舌苔白腻。

【形成原因】
嗜酒肥甘，饥饱劳倦，伤于脾胃，脾失健运，聚湿生痰，痰湿中阻，清阳不升，浊阴不降，引起眩晕。舌苔白腻，为痰浊内蕴之征。

【症状】
眩晕而见头重如蒙，视物旋转，胸闷恶心，食少多寐，脉濡滑。

【治疗】
燥湿祛痰，健脾和胃。方用半夏白术天麻汤。药有半夏，白术，天麻，陈皮，茯苓等。

3. 气血亏虚

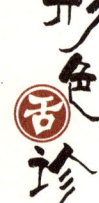

【舌象】
舌质淡，苔薄白。

【形成原因】
久病不愈，耗伤气血，或失血之后，虚而不复，或脾胃虚弱，不能健运水谷以生化气血，以致气血两虚，脑失所养，发生眩晕。舌质淡，苔薄白，为气血两虚之象。

【症状】
头晕目眩，动则加剧，劳累即发，面色㿠白，唇甲不华，发色不泽，心悸少寐，神疲乏力，饮食减少，脉细弱。

【治疗】
补养气血，健运脾胃。方用归脾汤。药有党参，黄芪，白术，茯神，当归，龙眼等。

十三、脑血管意外

脑血管意外是指一种急性非外伤性脑局部血供障碍，引起的局灶性神经损害。临床特点为起病急，意识障碍，言语失利和肢体偏瘫。

本病在老年人中与心肌梗死、癌肿为三大致死原因，因而引起普遍的重视。

本病属中医学"中风"范畴。

中医辨证与舌象特征

【中经络】
病情仅限于血脉经络，一般无神志改变而病轻。

1. 络脉空虚，风邪入中

【舌象】
舌苔薄白。

【形成原因】
气血不足，脉络空虚，风邪乘虚入中经络，气血痹阻，肌肉筋脉失于濡养；或形盛气衰，痰湿素盛，外风引动痰湿，闭阻经络，而形成本病。舌苔薄白，为风邪外袭之象。

【症状】
肌肤不仁，手足麻木，突然口眼歪斜，语言不利，口角流涎，甚则半身不遂。或兼见恶寒、发热、肢体拘急、关节酸痛等症，脉浮数。

【治疗】
祛风、养血、通络。方用大秦艽汤。药有秦艽，当归，羌活，防风，白芷等。

舌为心之苗，脾之外候，苔由胃气所生

2. 肝肾阴虚，风阳上扰

【舌象】
舌质红，或苔腻。

【形成原因】
年老体衰，肝肾阴虚，肝阳偏亢，风阳内动，挟痰走窜经络，脉络不畅，突发本病。舌质红，为肝肾阴虚而生内热之象。若苔腻，是兼有湿痰之象。

【症状】
平素头晕头痛，耳鸣目眩，少寐多梦，突然发生口眼歪斜，舌强语謇，或手足重滞，甚则半身不遂等症，脉弦细数或弦滑。

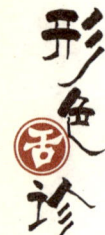

【治疗】
滋阴潜阳，息风通络。方用镇肝息风汤。药有淮牛膝，龙骨，生白芍，天冬，麦芽，代赭石，牡蛎，玄参，川楝子，茵陈蒿，甘草，龟版。

【中脏腑】
常波及有关脏腑，有神志不清的症状而病重。

1. 闭证

【阳闭】
①舌象　舌质红，苔黄腻。
②形成原因　情志过极，心火暴盛，或素体阴虚，水不涵木，复因情志所伤，肝阳暴动，引动心火，风火相煽，气血上逆，心神昏冒，发为本病。舌质红，苔黄腻，为痰热内闭之象。
③症状　突然昏仆，不省人事，牙关紧闭，口噤不开，两手握固，大小便闭，肢体强痉，面赤身热，气粗口臭，躁扰不宁，脉弦滑而数。
④治疗　清热化痰，醒神开窍。方用羚羊汤配合灌服或鼻饲安宫牛黄丸。药有羚羊角，龟板，菊花，丹皮，生地，牛黄，黄芩，麝香等。

【阴闭】
①舌象　舌质暗淡，舌苔白腻。
②形成原因　过食肥甘醇酒，致使脾胃受伤，脾失运化，痰浊内生，风夹痰湿，上蒙清窍，发为本病。舌质暗淡，舌苔白腻，为阳气虚，痰湿内盛之象。
③症状　突然昏仆，不省人事，牙关紧闭，口噤不开，两手握固，大小便闭，肢体强痉，面白唇暗，静卧不烦，四肢不温，痰涎壅盛，脉沉滑缓。
④治疗　温阳化痰，醒神开窍。方用涤痰汤配合灌服或鼻饲苏合香丸。药有制半夏，陈皮，石菖蒲，檀香，麝香等。

2. 脱证

【舌象】
舌痿，舌质紫暗，苔白腻。

【形成原因】
阳浮于上，阴竭于下，阴阳有离决之势，元气败脱，神明散乱，为中风危候。舌痿，舌质紫暗，苔白腻，为瘀血内阻，阴精欲绝，阳气暴脱之征。

【症状】
突然神昏或昏聩，肢体瘫软，手撒肢冷汗多，大小便失禁，脉沉缓或沉微。

【治疗】
益气回阳固脱。方用参附汤。药有人参，熟附子，姜，枣。

3. 后遗证

【舌象】
舌淡紫，苔薄白，或舌歪斜。

【形成原因】
中风经过救治，神志清醒后，气虚血滞，脉络瘀阻，而留有后遗证。舌淡紫，苔薄白，或舌歪斜为气血瘀滞之象。

【症状】

半身不遂，口舌歪斜，言语謇涩或不语，偏身麻木，面色㿠白，气短乏力，口角流涎，自汗出，心悸便溏，手足肿胀，脉沉细。

【治疗】

益气活血，扶正祛邪。方用补阳还五汤。药有当归尾，川芎，黄芪，桃仁，地龙，赤芍，红花。

十四、失眠

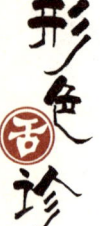

失眠是指经常不能获得正常睡眠为特征的一种病证。主要表现为睡眠时间、深度的不足以及不能消除疲劳、恢复体力与精力，轻者入睡困难，或寐而不酣，时寐时醒，或醒后不能再寐，重则彻夜不寐。

中医辨证与舌象特征

1. 心火炽盛

【舌象】
舌尖红，苔薄黄。

【形成原因】
因情志过极，心火内炽，心神扰动而不寐。舌尖红，苔薄黄，为心火上炎之象。

【症状】
心烦不寐，躁扰不宁，口干舌燥，小便短赤，口舌生疮，脉数有力。

【治疗】

清心泻火，安神宁心。方用朱砂安神丸。药有黄连，朱砂，生地黄，归身，炙甘草。

2. 阴虚火旺

【舌象】

舌质红，苔少。

【形成原因】

素体阴虚，兼因房劳过度，肾阴耗伤，不能上奉于心，水火不济，心火独亢；或肝肾阴虚，肝阳偏亢，火盛神动，心肾失交而不寐。舌质红，苔少，为阴虚火旺之象。

【症状】

心烦不寐，心悸不安，头晕，耳鸣，健忘，腰酸梦遗，五心烦热，口干津少，脉细数。

【治疗】

滋阴降火，清心安神。方用六味地黄丸合黄连阿胶汤。药有熟地黄，山药，茯苓，黄连，阿胶等。

3. 心脾两虚

【舌象】

舌质淡，苔薄。

【形成原因】

久病血虚，年迈血少，产后失血，引起心血不足，心神不安而不寐。或由思虑太过，损伤心脾，心血暗耗，神不守舍，以致夜不能寐。舌质淡，苔薄，为气虚血少之象。

【症状】

多梦易醒，心悸健忘，头晕目眩，肢倦神疲，饮食无味，面色少华，脉细弱。

【治疗】
补益心脾,养心安神。方用归脾汤。药有党参,黄芪,白术,茯神,酸枣仁等。

十五、老年性痴呆

老年性痴呆,是以老年渐进加重的善忘与呆愚笨以及性情改变为主要表现的一种疾病。本病因大脑萎缩和变性而致,与正常老年性改变相类似,唯程度较明显而已。

本病属中医学中"癫狂疾呆"、"呆病"的范畴。

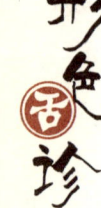

中医辨证与舌象特征

1. 髓海不足

【舌象】
舌瘦色淡,苔薄白。

【形成原因】
年迈体虚,久病耗损,七情内伤,而致气、血、痰、郁、瘀等病邪为患,渐使脑髓空虚,发为本病。舌瘦色淡,苔薄白,为久病气血两虚之象。

【症状】
头晕耳鸣,记忆力和计算力明显减退,懒惰思卧,齿枯发焦,腰酸骨软,步行艰难,脉沉细弱。

【治疗】
补肾益髓,填精养神。方用七福饮。药有熟地,当归,人参,白术,炙甘草,远志,杏仁。

2. 脾肾两虚

【舌象】
舌质淡白，舌体胖大，苔白。

【形成原因】
年迈久病，气血亏虚，阴精不足，心神失养，脑髓不充，而成本病。舌质淡白，舌体胖大，苔白，为气血两虚之征。

【症状】
表情呆滞，沉默寡言，记忆减退，失认失算，口齿含糊，词不达意，伴腰膝酸软，肌肉萎缩，食少纳呆，气短懒言，口涎外溢，或四肢不温，腹痛喜按，五更泄泻，脉沉细弱。

【治疗】
补肾健脾，益气生精。方用还少丹。药有熟地黄，枸杞子，肉苁蓉，人参，菖蒲等。

3. 痰浊蒙窍

【舌象】
舌质淡，苔白腻。

【形成原因】
七情所伤，肝郁气滞，气机不畅，血涩不行，而致气滞血瘀痰结，蒙蔽清窍而发为本病。舌质淡，苔白腻，为气虚，痰浊内阻之象。

【症状】
表情呆钝，智力衰退，或哭笑无常，喃喃自语，或终日无语，呆若木鸡，伴不思饮食，脘腹胀痛，痞满不适，口多涎沫，头重如裹，脉细滑。

【治疗】
健脾化浊，豁痰开窍。方用洗心汤。药有人参，甘草，半夏，

舌为心之苗，脾之外候，苔由胃气所生

陈皮，附子，茯神，生酸枣仁，神曲，菖蒲。

十六、癫痫

癫痫俗称"羊痫风"，是一种由于脑内神经元突然异常放电所引起的短暂大脑功能失常的疾病。发病时表现可有意识丧失，肢体抽搐，常反复发作。

癫痫属于中医学中"痫证"的范畴。

中医辨证与舌象特征

1. 风痰闭阻

【舌象】
舌苔白腻。

【形成原因】
肝风内动，痰随风动，心神被蒙，而成此病。舌苔白腻，为痰浊内聚之象。

【症状】
发作前常有眩晕，胸闷，乏力，痰多，心情不悦。发则突然跌倒，神志不清，抽搐吐涎，或伴尖叫与二便失禁。也有短暂神志不清，或精神恍惚而无抽搐者。脉弦滑。

【治疗】
涤痰息风，开窍定痫。方用定痫丸。药有天麻，川贝，胆南星，姜半夏。

2. 痰火内盛

【舌象】

舌质红，苔黄腻。

【形成原因】

肝火偏旺，火动生风，肝风夹痰上逆，阻塞心窍，发生痫证。舌质红，苔黄腻，为肝火痰热偏盛之征。

【症状】

发作时昏仆抽搐吐涎，或有叫吼，平日情绪急躁，心烦失眠，咯痰不爽，口苦而干，便秘，脉弦滑数。

【治疗】

清肝泻火，化痰开窍。方用龙胆泻肝汤合涤痰汤。药有龙胆草，泽泻，制半夏，制南星，石菖蒲等。

3. 心肾亏虚

【舌象】

舌苔薄腻。

【形成原因】

癫痫反复发作，日久不愈，而致心血不足，肾气亏虚，形成本证。舌苔薄腻，为脾虚痰湿之象。

【症状】

癫痫发作日久，健忘，心悸，头晕目眩，腰膝酸软，神疲乏力，脉细弱。

【治疗】

补益心肾，健脾化痰。方用大补元煎。药有人参，炒山药，熟地黄，杜仲，枸杞子等。

舌为心之苗，脾之外候，苔由胃气所生

十七、三叉神经痛

三叉神经痛是一种神经系统常见的疾病。其特点是三叉神经分布区出现阵发性、反复发作的剧烈疼痛。多见于40岁以上的女性。

本病在中医学中属"偏头风"、"面痛"的范畴。

中医辨证与舌象特征

1. 风寒阻络

【舌象】
舌苔薄白。

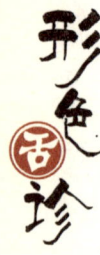

【形成原因】
起居不慎,坐卧当风,感受风寒,侵袭于头面部经络,气血不畅,而致疼痛。舌苔薄白,为风寒在表的征象。

【症状】
常由遇风寒而诱发,面侧阵发性短暂性抽搐样剧痛,似刀割样,面肌有紧束感,得热痛减,鼻流清涕;脉浮紧。

【治疗】
疏风散寒,通络止痛。方用川芎茶调散。药有川芎,荆芥,薄荷,羌活,细辛,白芷,甘草,防风。

2. 痰火上攻

【舌象】
舌苔厚腻,色黄。

【形成原因】
过食炙博辛热之物,痰浊内盛,郁而化火,痰随火升,气血与痰上凝于头面而发为本病。舌苔厚腻,色黄,为痰火内盛之象。

【症状】

常在进食时发作,呈阵发性短暂性灼热掣痛,局部喜冷敷,口渴不欲饮,头昏而沉,胸脘满闷,时吐痰涎,脉弦滑。

【治疗】

化痰清热,祛风止痛。方用温胆汤。药有半夏,橘皮,甘草,枳实,竹茹,生姜,茯苓。

3. 肝胆风火,阳明胃热

【舌象】

舌质红,苔黄或黄腻。

【形成原因】

情志内伤,肝失条达,郁而化火,引动肝风,上扰头面而成本病。舌质红,苔黄或黄腻,为痰热之象。

【症状】

突然发生短暂而剧烈的疼痛,严重者伴面部肌肉抽搐,口角牵向患侧,面红目赤,流泪流涎,痛解如常人,口疮,消谷善饥,便干溲黄,脉弦数。

【治疗】

祛风平肝,清阳明热。方用芎芷石膏汤加减。药有川芎,白芷,石膏,菊花,钩藤,黄芩,荆芥穗,薄荷(后下),柴胡,葛根,全蝎,蜈蚣,细辛。

十八、坐骨神经痛

坐骨神经痛是以坐骨神经通路的一段或全长的疼痛的疾病。坐骨神经是由腰4骶3神经根组成,是全身最大最长的一条神经。它经臀部

舌为心之苗,脾之外候,苔由胃气所生

而分布于整个下肢。

本病在中医学中属于"痹证"的范畴。

中医辨证与舌象特征

1. 寒湿外侵

【舌象】
舌苔薄白。

【形成原因】
感受风寒湿邪，经络受损，气血阻滞，不通则痛。舌苔薄白，为寒湿之象。

【症状】
一侧下肢疼痛，由臀部向大腿后侧，小腿外侧及足背外侧放散，活动、受凉后加剧，呈持续性钝痛，发作性疼痛可为烧灼和刀刺样，常在夜间加重，脉弦紧。

【治疗】
祛风散寒，利湿通络。方用小活络丹加减。药有制川乌，制草乌，桂枝，制南星，乳香，没药，乌蛇肉，汉防己，怀牛膝，宣木瓜，赤芍，寻风骨，全蝎。

2. 肝肾两虚

【舌象】
舌质淡，苔白。

【形成原因】
风寒湿三气痹着日久，肝肾不足，气血两虚，形成本证。舌质淡，苔白，为气血两虚之征。

【症状】
一侧腿痛，咳嗽、喷嚏、用力时疼痛加剧，并呈放射性痛，有时伴麻木，小腿发凉，喜温畏寒，脉沉细。

【治疗】

温肾养肝，疏通经络。方用独活寄生汤加减。药有独活，桑寄生，牛膝，防风，细辛，当归，芍药，桂心，干地黄，杜仲，乌蛇肉，生苡仁，制附子。

3. 气血瘀滞

【舌象】
舌质紫暗。

【形成原因】

跌仆闪挫，以致经络受损，气血阻滞，不通则痛。舌质紫暗，为瘀血内阻之象。

【症状】

一侧腿痛，疼痛绵绵不已，下肢麻木不仁，伸屈不利，痛点固定不移，触压更剧，入夜尤甚，脉弦涩。

【治疗】

温经活血，化瘀止痛。方用桃红四物汤加减。药有桃仁，红花，当归，川芎，独活，寄生，牛膝，鸡血藤，桂枝，乌蛇肉，乳香，没药，元胡，威灵仙，甘草。

十九、精神分裂症

精神分裂症是最常见的精神病。主要表现在思维、情感和意志行为等方面的障碍以及互不协调。

本病在中医学中属于"癫病"的范畴。

舌为心之苗，脾之外候，苔由胃气所生

中医辨证与舌象特征

1. 痰气郁结

【舌象】
舌淡红,苔白腻。

【形成原因】
思虑太过,所愿不遂,肝气郁滞,脾气不升,气郁痰结,神机错乱,引发本病。舌淡红,苔白腻,为痰浊内阻之象。

【症状】
精神抑郁,表情淡漠,神志痴呆,语无伦次,或喃喃自语,喜怒无常,秽洁不分,不思饮食,脉弦滑。

【治疗】
理气解郁,化痰醒神。方用顺气导痰汤。药有半夏,陈皮,茯苓,甘草,生姜,胆星,枳实,木香,香附。

2. 心脾两虚

【舌象】
舌质淡。

【形成原因】
癫病日久,气血亏耗,渐致心脾两虚,血不荣心,神明失养而成本证。舌质色淡,为气血两虚之征。

【症状】
神思恍惚,魂梦颠倒,心悸易惊,善悲欲哭,肢体困乏,饮食锐减,脉沉细无力。

【治疗】
健脾养心,益气安神。方用养心汤加味。药有黄芪,茯苓,茯神，当归，川芎，炙甘草，半夏曲，柏子仁，酸枣仁，远志，五味子，人参，肉桂，淮小麦，大枣。

二十、神经症

神经症是一组神经系统功能性疾病的总称。包括神经衰弱、癔病、焦虑症、强迫症和疑病症等。其共同特点是发病常与精神因素有关；有多方面症状，但无相应体征；关心自己疾病，主动要求治疗；能适应社会生活，与外界保持一定接触。

本病在中医学中属"郁证"、"梅核气"、"脏躁"、"奔豚气"、"虚劳"、"惊悸"等病的范畴。

中医辨证与舌象特征

1. 肝气郁结

【舌象】
舌苔薄腻。

【形成原因】
郁怒、悲哀、思虑、忧愁七情所伤，导致肝失条达，脾失健运，心神失常。舌苔薄腻，为肝胃不和之象。

【症状】
精神抑郁，情绪不宁，胸部满闷，胁肋胀痛，痛无定处，脘闷嗳气，不思饮食，大便不调，脉弦。

【治疗】
疏肝解郁，理气畅中。方用柴胡疏肝散。药有柴胡，枳壳，芍药，甘草，香附，川芎。

2. 痰气郁结

【舌象】
舌苔白腻。

【形成原因】
郁怒不畅，情志不遂，而致肝气郁结；或思虑不解，劳倦伤脾，均能使脾失健运，蕴湿生痰，导致气滞痰郁，形成本证。舌苔白腻，为痰湿之征。

【症状】
精神抑郁，胸部闷塞，胁肋胀满，咽中如有物梗塞，吞之不下，咯之不出，脉弦滑。本症亦称为"梅核气"。

【治疗】
行气开郁，化痰散结。方用半夏厚朴汤。药有半夏，厚朴，紫苏，茯苓，生姜。

3. 心神惑乱

【舌象】
舌质淡，苔薄白。

【形成原因】
由于所愿不遂，精神紧张，家庭不睦，遭遇不幸，忧愁悲哀等精神因素，损伤心神，心失所养，以致精神惑乱。舌质淡，苔薄白，为气郁血虚之象。

【症状】
精神恍惚，心神不宁，多疑易惊，悲忧善哭，喜怒无常，或时时欠伸，或手舞足蹈，骂詈喊叫等多种症状，脉弦。

【治疗】
养心安神。方用甘麦大枣汤。药甘草，淮小麦，大枣。

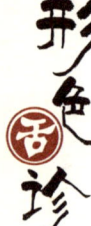
正常舌象，淡红舌，薄白苔

二十一、躁狂抑郁性精神病

躁狂抑郁性精神病，是以情感活动过度高涨或低落为基本症状的精神病。

根据躁狂抑郁性精神病的表现，躁狂症相当于中医学中的"狂证"，抑郁症相当于"癫证"。

中医辨证与舌象特征

1. 痰火扰神

【舌象】
舌质红绛，苔多黄腻或黄燥。

【形成原因】
由于卒受惊恐，情志过激，大怒伤肝，肝火暴张；或过食肥甘，贪杯好饮，酿成痰浊；或先天遗传，出生后突受刺激，导致痰火、瘀血闭塞心窍，阴阳失调，形神失控。舌质红绛，苔黄腻，为痰火壅盛，阳气独盛之象。若舌苔黄燥为热盛津伤之征。

【症状】
素有性急易怒，头痛失眠，两目怒视，面红目赤，烦躁，突然狂乱无知，骂詈号叫，不避亲疏，逾垣上屋，或毁物伤人，气力逾常，不食不眠，脉弦大滑数。

【治疗】
清泄肝火，涤痰醒神。方用生铁落饮。药有天冬，麦冬，贝母，胆星，橘红，远志，石菖蒲，连翘，茯苓，茯神，玄参，钩藤，丹参，辰砂，生铁落。

2. 火盛伤阴

【舌象】
舌质红，少苔或无苔。

【形成原因】
狂证治不得法，或迁延日久，邪热伤阴，水火失济，而见阴虚火旺之证。舌质红，少苔或无苔，为阴虚内热之象。

【症状】
狂病日久，其势渐减，呼之能自止，且有疲惫之象。多言善惊，时而烦躁，形瘦面红，脉细数。

【治疗】
滋阴降火，安神定志。方用二阴煎。药有生地黄，麦冬，枣仁，生甘草，玄参，茯苓，黄连，木通，灯心草，竹叶。

二十二、胃炎

胃炎是各种病因所致的急性或慢性胃黏膜炎性病变。以上腹饱胀闷痛、消化不良为主要症状。

本病与中医学中"胃痛"、"痞满"病相类似。

中医辨证与舌象特征

1. 肝气犯胃

【舌象】
舌苔薄白。

【形成原因】
忧思恼怒，气郁伤肝，肝气横逆犯胃而作痛。舌苔薄白，为胃气郁滞，湿浊不甚之象。

【症状】

胃脘胀满，攻撑作痛，痛连两胁，喜长叹息，遇烦恼郁怒则痛作或痛甚，脉沉弦。

【治疗】

疏肝理气，和胃止痛。方用柴胡疏肝散。药有柴胡，枳壳，芍药，川芎等。

2. 脾胃虚寒

【舌象】
舌质淡，苔白。

【形成原因】

因饥饱失常，或劳倦过度，或久病脾胃受伤，日积月累，胃的功能失常。舌质淡，苔白，为脾胃虚寒，中气不足之象。

【症状】

胃痛隐隐，绵绵不休，喜欢温熨和用按压，空腹时痛重，进食后疼痛减缓，劳累或受凉后发作或加重，泛吐清水，饮食少，四肢倦怠，手足不温，大便溏薄，脉虚弱。

【治疗】

温中健脾。方用黄芪建中汤。药有黄芪，白芍，桂枝，炙甘草，生姜，大枣，饴糖。

二十三、呕吐

呕吐是指胃失和降，气逆于上，胃中之物从口吐出的一种病证。

中医辨证与舌象特征

1. 外邪犯胃

【舌象】
舌苔白。

【形成原因】
感受风、寒、暑、湿之邪，邪犯胃腑，气机不利，胃失和降，水谷随逆气上出，发生呕吐。舌苔白，为湿浊蕴阻之征。

【症状】
突然呕吐，起病较急，常伴有发热恶寒，头身疼痛，胸脘满闷，不思饮食，脉濡缓。

【治疗】
解表疏邪，和胃降逆。方用藿香正气散。药有藿香，紫苏，白芷，大腹皮，茯苓等。

2. 饮食停滞

【舌象】
舌苔厚腻。

【形成原因】
暴饮暴食，温凉失宜，或过食肥甘，醇酒辛辣，或误食不洁之物，伤胃滞脾，食滞内停，胃失和降，胃气上逆，发生呕吐。舌苔厚腻，为食滞内停之象。

【症状】
呕吐酸腐，脘腹胀满，嗳气厌食，得食愈甚，吐后反快，大便或溏或结，气味臭秽，脉滑实。

【治疗】

消食化滞，和胃降逆。方用保和丸。药有神曲，山楂，茯苓，半夏，陈皮，连翘，莱菔子。

3. 脾胃虚弱

【舌象】

舌质淡，苔薄白。

【形成原因】

脾胃素弱，病后体虚，劳倦过度，耗伤中气，以致中阳不振，水谷腐熟运化不及，故饮食稍有不慎即吐，时作时止。舌质淡，苔薄白，为脾阳不足之象。

【症状】

饮食稍有不慎即易呕吐，时作时止，胃纳不佳，食入难化，脘腹痞闷，口淡不渴，面白少华，倦怠乏力，大便溏薄，脉濡弱。

【治疗】

益气健脾，和胃降逆。方用香砂六君子汤。药有木香，砂仁，陈皮，半夏，党参，白术，茯苓，甘草。

二十四、呃逆

呃逆是指胃气上逆动膈，气逆上冲，喉间呃呃连声，声短而频，不能自止为主要表现的病证。

西医学中的单纯性膈肌痉挛即属呃逆。而其他疾病如胃肠神经官能症、胃炎、胃扩张、胃癌、肝硬化晚期、脑血管病、尿毒症，以及胃、食道手术后等所引起的膈肌痉挛，均可参考本病辨证论治。

中医辨证与舌象特征

1. 胃中寒冷

【舌象】
舌苔白润。

【形成原因】
过食生冷,过服寒凉药物,寒气蕴蓄于胃,膈间气机不利,气逆上冲于喉,形成呃逆。舌苔白润,为胃中有寒之象。

【症状】
呃声沉缓有力,胸膈及胃脘不舒,得热则减,遇寒更甚,进食减少,恶食冷凉,喜饮热汤,口淡不渴,脉迟缓。

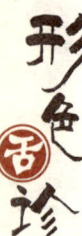

【治疗】
温中散寒,降逆止呃。方用丁香散。药有丁香,柿蒂,良姜,炙甘草。

2. 胃炎上逆

【舌象】
舌苔黄。

【形成原因】
过食辛热煎炒,醇酒厚味,或过用温补之剂,燥热内生,胃失和降,气逆于上,动膈而出于喉间,形成呃逆。舌苔黄,为胃热内盛之象。

【症状】
呃声洪亮有力,冲逆而出,口臭烦渴,多喜冷饮,脘腹满闷,大便秘结,小便短赤,脉滑数。

【治疗】
清热和胃,降逆止呃。方用竹叶石膏汤。药有竹叶,石膏,麦冬，人参(改为沙参)，粳米，炙甘草。

3. 气机郁滞

【舌象】
舌苔薄白。

【形成原因】
恼怒抑郁，肝气上乘肺胃，胃气上冲而生呃逆。舌苔薄白，为气滞之象。

【症状】
呃逆连声，常因情志不畅而诱发或加重，胸胁满闷，脘腹胀满，嗳气纳减，肠鸣矢气，脉弦。

【治疗】
顺气解郁，降逆止呕。方用五磨饮子。药有乌药，沉香，槟榔，枳实，木香。

4. 脾胃阳虚

【舌象】
舌质淡，苔薄白。

【形成原因】
素体不足，年高体弱；或大病久病，正气未复；或吐下太过，虚损误攻，均可损伤中气，使胃失和降，上逆动膈，发生呃逆。舌质淡，苔薄白，为阳衰气弱之征。

【症状】
呃声低长无力，气不得续，泛吐清水，脘腹不舒，喜温喜按，面色晄白，手足不温，食少乏力，大便溏薄，脉细弱。

【治疗】
温补脾胃，和中降逆。方用理中丸。药有人参，白术，干姜，炙甘草。

二十五、泄泻

泄泻是以排便次数增多，粪质稀薄，或完谷不化，甚至泻出如水样为特征的病证。

本病与西医腹泻的含义相同，可见于多种疾病，如急慢性肠炎、肠结核、吸收不良综合征等，均可参照本病辨证论治。

中医辨证与舌象特征

◎暴泻

1. 寒湿泄泻

【舌象】
舌苔白腻，或薄白。

【形成原因】
外感寒湿或风寒之邪，侵袭肠胃，或过食生冷，损伤脾胃，使脾胃功能障碍，引起泄泻。舌苔白腻，为寒湿内盛之象。舌苔薄白，为兼有外感风寒之象。

【症状】
泄泻清稀，甚如水样，腹痛肠鸣，脘闷食少，脉濡缓。若兼外感风寒，则恶寒发热，头痛，肢体酸痛，脉浮。

【治疗】
芳香化湿，解表散寒。方用藿香正气散。药有藿香，紫苏，大腹皮，茯苓，半夏曲等。

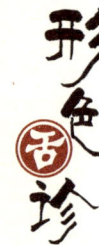

2. 湿热泄泻

【舌象】
舌苔黄腻。

【形成原因】
感受湿热之邪,或夏令暑湿,伤及肠胃,传化失常,而发生泄泻。舌苔黄腻,为湿热内盛之象。

【症状】
泄泻腹痛,泻下急迫,或泻而不爽,粪色黄褐而臭,肛门灼热,烦热口渴,小便短黄,脉濡数或滑数。

【治疗】
清热利湿。方用葛根芩连汤加味。药有葛根,黄芩,黄连,银花,茯苓,木通,车前子。

◎久泻

1. 脾虚泄泻

【舌象】
舌质淡,苔白。

【形成原因】
长期饮食不节,饥饱失调,或劳倦内伤,或久病体虚,均可导致脾胃虚弱,水谷不化,清浊不分,混杂而下,而成泄泻。舌质淡,苔白,为脾胃虚弱之象。

【症状】
大便时溏时泻,迁延不愈,反复发作,完谷不化,饮食减少,食后脘闷不舒,稍进油腻食物则大便次数明显增加,面色萎黄,神疲倦怠,脉细弱。

舌为心之苗,脾之外候,苔由胃气所生

【治疗】

健脾益气。方用参苓白术散。药有人参，茯苓，白术，桔梗，薏苡仁等。

2. 肾虚泄泻

【舌象】

舌质淡，苔白。

【形成原因】

年老体弱，肾气不足，或久病之后，肾阳受损，或房事无度，命门火衰，不能温养脾胃，水谷不化，而成泄泻。舌质淡，苔白，为脾肾阳虚之象。

【症状】

黎明之前脐腹作痛，肠鸣即泻，泻下完谷，泻后则安，形寒肢冷，腰膝酸软，脉沉细。

【治疗】

温补脾肾，固涩止泻。方用四神丸。药有补骨脂，肉豆蔻，吴茱萸，五味子，生姜，大枣。

二十六、便秘

便秘是指由于大肠传导失常，导致大便秘结，排便周期延长；或周期不长，但粪质干结，排出艰难；或粪质不硬，虽有便意，但便而不畅的病症。

中医辨证与舌象特征

1. 肠胃积热

【舌象】
舌质红，苔黄躁。

【形成原因】
素体阳盛；或热病之后，余热留恋；或肺热肺燥，下移大肠；或过食辛辣醇酒厚味；或过服热药，均可导致肠胃积热，耗伤津液，肠道干涩，发生便秘。舌质红，苔黄燥，为肠胃积热，伤津化燥之象。

【症状】
大便干结，腹胀腹痛，面红身热，口干口臭，心烦不安，小便短赤，脉滑数。

【治疗】
泻热导滞，润肠通便。方用麻子仁丸。药有麻子仁，芍药，炙枳实，大黄，炙厚朴，杏仁。

2. 气机郁滞

【舌象】
舌苔薄腻。

【形成原因】
忧愁思虑，脾伤气结；或抑郁恼怒，肝郁气滞；或久坐少动，气机不利，导致传导失职，大便秘结。舌苔薄腻，为有湿滞之象。

【症状】
大便干结，或不甚干结，欲便不得出，或便而不爽，肠鸣矢气，腹中胀痛，胸胁满闷，嗳气频作，食少纳呆，脉弦。

【治疗】
顺气导滞。方用六磨汤。药有沉香，木香，槟榔，乌药，枳实，

舌为心之苗，脾之外候，苔由胃气所生

大黄。

3. 阴虚

【舌象】
舌质红，少苔。

【形成原因】
素体阴虚，津亏血少；或病后产后，阴血虚少；或失血夺汗，伤津亡血；或年高体弱，阴血亏虚；或过服辛香燥热；损耗阴血，均可导致阴血亏少，大肠干涩，形成大便干结。舌质红，少苔，为阴虚内热之象。

【症状】
大便干结，如羊屎状，形体消瘦，头晕耳鸣，两颧红赤，心烦少眠，潮热盗汗，腰膝酸软，脉细数。

【治疗】
滋阴通便。方用增液汤。药有玄参，麦冬，生地。

4. 阳虚

【舌象】
舌质淡，苔白。

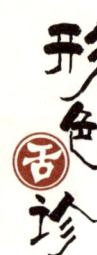

【形成原因】
饮食劳倦，脾胃受损；或素体虚弱，阳气不足；或年老体弱，气虚阳衰；或久病产后，正气未复；或过食生冷，损伤阳气；或服用苦寒药物，伤阳耗气，均可导致气虚阳虚，大肠传导无力，而成便秘。舌质淡，苔白，为阳虚之象。

【症状】
大便干或不干，排出困难，小便清长，面色㿠白，四肢不温，腹中冷痛，得热则减，腰膝冷痛，脉沉迟。

【治疗】
温阳通便。方用济川煎。药有当归，牛膝，肉苁蓉，泽泻，升麻，枳壳。

二十七、溃疡性结肠炎

溃疡性结肠炎是一种结肠慢性炎症性疾病。主要症状有腹痛、腹泻、里急后重和黏液脓血便。本病病程迁延，易于复发，轻重不等。本病在中医学中属于"泄泻"、"痢疾"的范畴。

中医辨证与舌象特征

1. 湿热下注

【舌象】
舌苔黄腻。

【形成原因】
感受暑热寒湿，或内伤饮食生冷，脾胃受伤，湿热之邪壅滞肠中而形成本病。舌苔黄腻，为湿热之征。

【症状】
腹痛、腹泻或里急后重，便中夹有脓血，胸闷，纳呆，心烦口渴，脉滑数。

【治疗】
清热利湿。方用白头翁汤加味。药有白头翁，秦皮，黄连，黄柏，车前子，枳壳，葛根，黄芩，苦参，木香，生甘草。

2. 肝旺脾虚

【舌象】
舌质淡红，苔薄白。

舌为心之苗，脾之外候，苔由胃气所生

【形成原因】

平时脾胃素虚，复因情志所伤，忧思恼怒，精神紧张，肝气横逆犯脾，而成本病。舌质淡红，苔薄白，为病情轻，舌象尚未变化。

【症状】

发作每与情志有关，腹痛即泻，泻后痛减，伴胸胁胀痛，脘闷纳呆，脉弦细。

【治疗】

抑肝扶脾。方用痛泻要方。药有白术，白芍，防风，炒陈皮。

3. 脾虚湿滞

【舌象】

舌质淡，苔白。

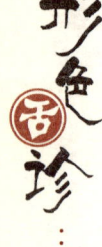

【形成原因】

长期饮食失调，劳倦内伤，久病缠绵，致脾胃虚弱，湿浊内生而形成本病。舌质淡，苔白，为脾胃虚弱之象。

【症状】

病情反复发作，腹泻肠鸣，便中夹有不消化食物，腹痛隐隐，面色不华，纳呆，倦怠无力，脉濡细。

【治疗】

健脾除湿。方用参苓白术散。药有人参，茯苓，白术，白扁豆，薏苡仁等。

二十八、病毒性肝炎

病毒性肝炎是由肝炎病毒引起的传染病，主要症状为食欲减退、恶心、厌油腻、疲乏、巩膜黄染、尿黄、肝肿大、肝功能不正常等。

本病相当于中医学中"黄疸"、"胁痛"、"症积"的范畴。

中医辨证与舌象特征

1. 湿热证

【舌象】
舌质红，苔黄腻。

【形成原因】
时邪疫毒侵袭人体，蕴结中焦，脾胃运化失常，湿热熏蒸，胆汁外溢，发为本病。舌质红，苔黄腻，为湿热之邪。

【症状】
身目俱黄，黄色鲜明，发热口渴，心中懊恼，厌油腻，恶心，呕吐，腹胀胁痛，食少，小便赤黄，大便秘结，脉弦数。

【治疗】
清热利湿，通腑。方用茵陈蒿汤。药有茵陈蒿，山栀，大黄。可酌加茯苓、猪苓、滑石等。

2. 寒湿证

【舌象】
舌质淡，苔白腻。

【形成原因】
脾胃素虚，或病后脾阳受伤，复感时邪疫毒，寒湿阻滞中焦，胆液被阻，溢于肌肤而发黄。舌质淡，苔白腻，为阳虚湿浊不化之象。

【症状】
身目俱黄，黄色晦暗不泽，或如烟熏，痞满食少，神疲畏寒，腹胀便溏，口淡不渴，脉濡缓。

【治疗】

温中化湿，健脾和胃。方用茵陈术附汤。药有茵陈蒿，白术，附子，干姜，炙甘草，肉桂。可酌加郁金、川朴、茯苓、泽泻等。

二十九、胁痛

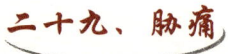

胁痛是以一侧或两侧胁肋部疼痛为主要表现的病症。胁，指侧胸部，为腋以下至第十二肋骨部的统称。

中医辨证与舌象特征

1. 肝气郁结

【舌象】
舌苔薄白。

【形成原因】
情志抑郁，或暴怒伤肝，肝气失于条达，阻于胁络而致胁痛。舌苔薄白，为病情较轻，或病程短，舌象无明显变化。

【症状】
胁痛以胀痛为主，走窜不定，疼痛每因情志变化而增减，胸闷气短，饮食减少，嗳气频作，脉弦。

【治疗】
疏肝理气。方用柴胡疏肝散。药有柴胡，枳壳，芍药，香附等。

2. 肝胆湿热

【舌象】
舌苔黄腻。

【形成原因】

外湿内侵，或饮食所伤，湿自内生，湿郁化热，蕴结于肝胆，肝络失和，胆不疏泄而致胁痛。舌苔黄腻，为肝胆湿热之征。

【症状】

胁痛口苦，胸闷纳呆，厌食油腻，腹胀尿少，或有黄疸，脉弦滑数。

【治疗】

清热利湿，理气通络。方用龙胆泻肝汤。药有龙胆草，泽泻，木通，车前子等。

3. 肝阴不足

【舌象】

舌质红，少苔。

【形成原因】

久病耗伤，劳欲过度，或由于各种原因引起的精血亏损，造成肝阴不足，络脉失养，以致胁痛而作。舌质红，少苔，为阴虚内热之象。

【症状】

胁肋隐痛，绵绵不已，遇劳加重，口干咽燥，心中烦热，两目干涩，头晕目眩，脉弦细数。

【治疗】

滋阴柔肝，养血通络。方用一贯煎。药有沙参，麦冬，当归，生地黄，枸杞子，川楝子。

舌为心之苗，脾之外候，苔由胃气所生

三十、肝硬化

肝硬化是常见的慢性肝病，由于各种病因长期损害肝脏，引起肝脏的病变。多发于20至50岁的男性，起病及病程缓渐，可潜伏数年至十数年之久。

本病在中医学中属"积聚"、"鼓胀"病的范畴。

中医辨证与舌象特征

1. 肝虚血瘀

【舌象】
舌质紫暗。

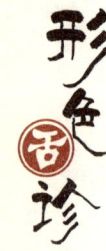

【形成原因】
肝病日久，气血凝滞，脉络瘀阻，发为本病。舌质紫暗，为瘀血内阻之象。

【症状】
胸胁刺痛，胁下痞块较硬，腹胀纳差，面色晦暗，头颈胸臂可见蜘蛛痣，唇色紫暗，大便色黑，脉细涩。

【治疗】
补养肝肾，化瘀软坚。方用膈下逐瘀汤合鳖甲煎丸。药有五灵脂，当归，川芎，鳖甲等。

2. 肝肾阴虚

【舌象】
舌质红绛，少苔或无苔。

【形成原因】

久病失调，肝肾阴虚，阴不制阳，虚热内扰，发为本病。舌质红绛，少苔或无苔，为肝肾阴虚，阴虚火旺之象。

【症状】

面色黧黑，唇干口燥，潮热心烦，形体消瘦，或有鼻衄、齿衄，蜘蛛痣，肝掌，脉细数。

【治疗】

滋补肝肾，清热凉血。方用六味地黄丸加减。药有生地黄，山药，丹皮，当归，茜草根等。

3. 阳虚水泛

【舌象】

舌质淡，苔薄白。

【形成原因】

病延日久，脾肾阳气俱伤。舌质淡，苔薄白，为阳虚之征。

【症状】

腹大胀满不舒，按之如囊裹水，脘闷纳呆，面色苍白，神疲倦怠，或下肢浮肿，小便短少，大便溏薄，脉沉细。

【治疗】

温阳行水。方用附子理中丸合五苓散。药有炮附子，人参，白术，炮姜，炙甘草，桂枝，茯苓，猪苓，泽泻。

三十一、水肿

水肿是指体内水液潴留，泛滥肌肤，表现以眼睑、头面、四肢、腹背，甚至全身浮肿为特征的一类病证。

西医学的急、慢性肾小球肾炎，肾病综合征，充血性心力衰竭，

舌为心之苗，脾之外候，苔由胃气所生

内分泌失调，以及营养障碍等疾病所出现的水肿与本病较为相似，可参照本病辨证论治。

中医辨证与舌象特征

1. 风水泛滥

【舌象】
舌苔薄白。

【形成原因】
风邪外袭，肺失宣降，不能通调水道，风水相搏，流溢肌肤，发为水肿。舌苔薄白，为外感风寒之象。

【症状】
眼睑浮肿，继则四肢及全身皆肿，来势迅速，多有恶寒，发热，咳嗽，酸楚，小便不利，脉浮滑或浮紧。
偏于风热者，则见舌质红，伴咽喉红肿疼痛，脉浮滑数。

【治疗】
疏风清热，宣肺行水。方用越婢加术汤。药有麻黄、石膏、甘草、大枣、白术、生姜。若属风寒偏，去石膏，加苏叶、防风、桂枝。

2. 水湿浸渍

【舌象】
舌苔白腻。

【形成原因】
久居湿地，或冒雨涉水，水湿之气内侵；或平素饮食不节，过食生冷，均可使脾为湿困，而失其健运之职，致水湿停聚不行，泛于肌肤，形成水肿。舌苔白腻，为湿胜脾弱之象。

【症状】
起病缓慢，病程较长。全身水肿，按之没指，小便短少，身体困

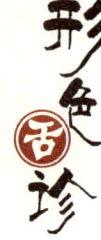

重，胸闷，纳呆，泛恶，脉沉缓。

【治疗】

健脾化湿，通阳利水。方用五皮散合胃苓汤。药有桑白皮，橘皮，生姜皮，大腹皮，茯苓皮，苍术，厚朴等。

3. 肾阳衰微

【舌象】

舌质淡，舌体胖大，苔白。

【形成原因】

生育不节，房劳过度，肾精亏耗，阳气虚衰，水湿不运，泛于肌肤，而成水肿。舌质淡，舌体胖大，苔白，为阳气虚衰，水湿内盛之象。

【症状】

面浮身肿，腰以下尤甚，按之凹陷不起，心悸气促，腰部酸重，尿量减少，四肢厥冷，怯寒神疲，面色㿠白或灰滞，脉沉细。

【治疗】

温肾助阳，化气行水。方用济生肾气丸合真武汤。药有地黄，山药，炮附子，白术等。

三十二、尿浊

尿浊是以尿液混浊，白如米泔，或有凝块，但尿道不痛的一类病证。

本病与西医学的乳糜尿较为相似。

中医辨证与舌象特征

1. 湿热内蕴

【舌象】
舌质红，苔黄腻。

【形成原因】
多由恣食肥甘，脾失健运，酿湿生热，或病后湿热余邪未清，蕴结下焦，清浊不分，而成尿浊。舌质红，苔黄腻，为湿热蕴结之象。

【症状】
小便混浊或夹有凝块，上有浮油，或夹有血丝、血块，或尿道有涩热感，口渴，脉濡数。

【治疗】
清热化湿。方用程氏萆薢分清饮。药有萆薢，车前子，茯苓，莲子心，菖蒲，黄柏，丹参，白术。

2. 脾虚气陷

【舌象】
舌质淡，苔薄白。

【形成原因】
饮食不节，或思虑劳倦伤脾，中气下陷，小便混浊。舌质淡，苔薄白，为脾气亏虚之征。

【症状】
尿浊反复发作，日久不愈，小便混浊如白浆，小腹坠胀，尿意不畅，面色无华，神疲乏力，劳倦，或进食油腻则发作或加重，脉虚数。

【治疗】

健脾益气，升清固涩。方用补中益气汤。药有人参，黄芪，白术，升麻，当归等。

3. 肾元亏虚

【舌象】

舌质红，或舌质淡白。

【形成原因】

禀赋不足，或房事不节，或年老体弱，或久病不愈，以致肾虚失于固摄，脂液下流而成尿浊。

偏于肾阴虚者，舌质红。

偏于肾阳虚者，舌质淡白。

【症状】

尿浊迁延日久，小便乳白如凝脂或冻胶，精神委顿，消瘦无力，腰酸膝软，头晕耳鸣。

偏于肾阴虚者，见烦热，脉细数。

偏于肾阳虚者，面色㿠白，形寒肢冷，脉沉细。

【治疗】

偏肾阴虚者，宜滋阴益肾。方用知柏地黄丸合二至丸。药有知母，黄柏，熟地黄，女贞子，旱莲草等。

偏肾阳虚者，宜温肾固涩。方用鹿茸补涩丸。药有人参，黄芪，菟丝子，肉桂，鹿茸等。

三十三、遗精

遗精是指不因性生活而精液频繁遗泄的病证。成年男子一般1至2周左右出现一次，为正常现象。如一周数次或一夜数次，过度频繁出现，则成为病症。

中医辨证与舌象特征

1. 君相火动，心肾不交

【舌象】
舌质红。

【形成原因】
情志失调，劳神太过，或心有所慕，所欲不遂，或鳏夫久旷，思慕色欲，皆令心动神摇，扰精妄泄。舌质红，为心火旺盛之象。

【症状】
少寐多梦，梦则遗精，伴有心中烦热，头晕目眩，精神不振，体倦乏力，心悸不宁，善恐健忘，口干，小便短赤，脉细数。

【治疗】
清心安神，滋阴清热。方用黄连清心饮。药有黄连，生地黄，当归，甘草，酸枣仁，茯神，远志，人参，莲子肉。

2. 湿热下注，扰动精室

【舌象】
舌苔黄腻。

【形成原因】
由于醇酒厚味，损伤脾胃，酿湿生热，流注于下，扰动精室而遗精。舌苔黄腻，为内有湿热之象。

【症状】
遗精频作，或尿时少量精液外流，小便热赤浑浊，或尿涩不爽，口苦或渴，心烦少寐，口舌生疮，大便溏臭，或见脘腹痞闷，恶心，脉濡数。

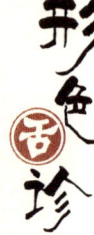

【治疗】

清热利湿。方用程氏萆薢分清饮。药有萆薢，车前子，茯苓，莲子心等。

3. 肾虚滑脱，精关不固

【舌象】

舌红少苔，或舌淡嫩，有齿痕，苔白滑。

【形成原因】

青年早婚，房事过度，或色欲太过，滑泄不禁，或少年无知，频犯手淫，或先天不足，禀赋素亏，以及遗精久延不愈，导致肾不藏精，精气滑脱，虽不梦，精亦滑遗。舌红少苔，为阴虚内热之候；舌淡嫩，有齿痕，苔白滑，为阳虚之征。

【症状】

梦遗频作，甚至滑精，腰膝酸软，咽干心烦，眩晕，耳鸣，健忘，失眠，低热，颧赤，形瘦盗汗，发落齿摇，脉细数。

阳虚病人，久遗滑精，可兼见形寒肢冷，阳痿早泄，精冷，夜尿多或尿少，浮肿，溲色清白，或余沥不尽，面色㿠白或枯槁无华，脉沉细。

【治疗】

补益肾精，固涩止遗。方用左归饮合金锁固精丸。药有熟地，山萸肉，芡实，沙苑蒺藜，牡蛎等。

阳虚方用右归丸。药有熟地黄，山药，杜仲，附子，肉桂等。

三十四、早泄

早泄是指在性交之始即行排精，甚至性交前即泄精的病证。

中医辨证与舌象特征

1. 阴虚火旺

【舌象】
舌质红，少苔。

【形成原因】
房事过度或频犯手淫，损伤阴精，肾阴不足，相火偏亢，从而引起早泄。舌质红，少苔，为阴虚火旺之象。

【症状】
欲念时起，阳事易举，或举而不坚，临房早泄，梦遗滑精，头晕目眩，心悸耳鸣，口燥咽干，脉细数。

【治疗】
滋阴降火。方用知柏地黄丸大补阴丸等。药有知母，黄柏，熟地黄，龟版等。

2. 阴阳两虚

【舌象】
舌质淡。

【形成原因】
禀赋素亏，或遗精日久，导致肾阴肾阳俱虚，引起早泄。舌质淡，为阴阳两虚之象。

【症状】
畏寒肢冷，面色㿠白，气短乏力，腰膝酸软，阳痿精薄，脉微。

【治疗】
滋肾阴，温肾阳。方用金匮肾气丸。药有桂枝，附子，熟地，山萸肉，山药，茯苓，丹皮，泽泻。

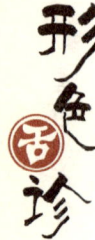

三十五、阳痿

阳痿是一种较常见的男子性功能障碍,即男子虽有性的要求,甚至有较强的性欲冲动,但阴茎不能勃起,或举而不坚,不能完成性交过程。阳痿常与遗精、早泄同时并见。

中医辨证与舌象特征

1. 命门火衰

【舌象】
舌质淡,苔薄白。

【形成原因】
房事太过,或少年频犯手淫,或过早婚育,以致肾精虚损,命门火衰,引起阳事不举。舌质淡,苔薄白,为肾阳不足,命门火衰之征。

【症状】
阳事不举,精薄清冷,头晕耳鸣,面色㿠白,精神委靡,腰膝酸软,畏寒肢冷,脉沉细。

【治疗】
温补肾阳。方用右归丸、赞育丹。药有熟地黄,附子,肉桂,巴戟肉,肉苁蓉等。

2. 心脾受损

【舌象】
舌质淡,苔薄腻。

【形成原因】
思虑忧郁,损伤心脾,以致生化来源匮乏,气血两虚,而成阳痿。舌质淡，苔薄腻，为气血不足，心脾虚弱之象。

【症状】

阳事不举，精神不振，夜寐不安，胃纳不佳，面色不华，脉细。

【治疗】

补益心脾。方用归脾汤。药有党参，黄芪，白术，茯神，酸枣仁等。

3. 恐惧伤肾

【舌象】
舌质淡青，苔薄腻。

【形成原因】
忽受惊恐，恐惧伤肾，渐至阳痿不振。舌质淡青，苔薄腻，为阳虚阴盛之象。

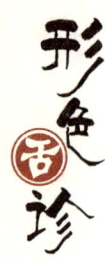

【症状】
阳痿不振，举而不坚，胆怯多疑，心悸易惊，寐不安宁，脉弦细。

【治疗】
益肾宁神。方用大补元煎加味。药有人参，炒山药，熟地黄，杜仲，枸杞子，当归，山茱萸，炙甘草，枣仁，远志，升麻，柴胡。

4. 肝气郁结

【舌象】
舌质红，苔薄白。

【形成原因】
肝主筋，阴器为宗筋之汇。若情志不遂，郁怒伤肝，肝失条达，则宗筋所聚无能，以致阳痿。舌质红，苔薄白，为气郁有化火的趋向。

【症状】

阳痿不举，情绪抑郁或烦躁，胸脘不适，胁肋胀闷，食少便溏，脉弦。

【治疗】

疏肝解郁。方用逍遥散加减。药有柴胡，白术，白芍药，当归，茯苓，炙甘草，薄荷，煨姜。

5. 湿热下注

【舌象】

舌质红，苔黄腻。

【形成原因】

过食肥甘，酿湿生热，湿热下注，宗筋弛纵，引起阳痿。舌质红，苔黄腻，为湿热郁遏之象。此型临床较为少见。

【症状】

阴茎萎软，阴囊潮湿、臊臭，下肢酸困，小便黄赤，脉濡数。

【治疗】

清化湿热。方用龙胆泻肝汤。药有龙胆草，泽泻，木通，车前子等。

三十六、汗证

汗证是指汗出失常的一类病症。正常的出汗，是人体的生理现象。在天气炎热，穿衣过厚，饮用热汤，情绪激动，劳动奔走等情况，出汗量增加，此属正常现象。汗证中，不因外界环境因素的影响，而白昼时时汗出，动辄益者，称为自汗；寐中汗出，醒来自止者，称为盗汗。

中医辨证与舌象特征

1. 肺卫不固

【舌象】
舌苔薄白。

【形成原因】
禀赋不足,病后体虚,或久患咳喘,耗伤肺气,肌表疏松,表卫不固而汗出。舌苔薄白,为表虚之征。

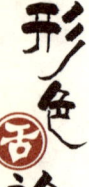

【症状】
汗出恶风,稍劳汗出尤甚,易于感冒,体倦乏力,面色少华,脉细弱。

【治疗】
益气固表。方用玉屏风散。药有黄芪,白术,防风。可酌加浮小麦、糯稻根、牡蛎。

2. 心血不足

【舌象】
舌质淡。

【形成原因】
思虑太过,损伤心脾,或血证之后,血虚失养,汗液外泄太过,引起自汗或盗汗。舌质淡,为气血两虚之征。

【症状】
自汗或盗汗,心悸少寐,神疲气短,面色不华,脉细。

【治疗】
补血养心。方用归脾汤。药有党参,黄芪,白术,茯神,当归等。

3. 阴虚火旺

【舌象】
舌质红，少苔。

【形成原因】
烦劳过度，亡血失精，或邪热耗阴，虚火内生，津液外泄，导致盗汗或自汗。舌质红，少苔，为阴虚火旺之象。

【症状】
夜寐盗汗，或有自汗，五心烦热，或兼午后潮热，两颧色红，口渴，脉细数。

【治疗】
滋阴降火。方用当归六黄汤。药有当归，生地黄，熟地黄，黄连，黄芩，黄柏，黄芪。

三十七、糖尿病

糖尿病是一种常见的代谢内分泌病。由于体内胰岛素的相对或绝对不足而引起糖、脂肪和蛋白质代谢的紊乱。其主要特点是高血糖及糖尿。早期无症状，典型症状为多尿、多饮、多食、消瘦等。

本病与中医学中的"消渴"病基本一致。

中医辨证与舌象特征

1. 上消（以多饮症状较突出者称为上消）

【舌象】
舌边尖红，苔薄黄。

【形成原因】

长期过食肥甘、醇酒厚味，或长期精神刺激，或房事过度，致使胃热、心火、肾火熏蒸于肺，肺燥津伤，发为本病。舌边尖红，苔薄黄，为肺热津伤之征。

【症状】

烦渴多饮，口干舌燥，尿频量多，脉洪数。

【治疗】

清热润肺，生津止渴。方用消渴方。药有黄连末，天花粉末，生地汁，藕汁，人乳汁，姜汁，蜂蜜。

2. 中消（以多食症状较突出者称为中消）

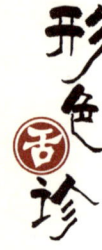

【舌象】

舌苔黄燥。

【形成原因】

久食肥甘厚味酿热，热气内积，化燥耗津，形成本病。舌苔黄燥，为胃热炽盛，津液已伤之征。

【症状】

多食易饥，形体消瘦，大便干燥，口渴，尿多，脉滑实有力。

【治疗】

清胃泻火，养阴保津。方用玉女煎。药有生石膏，生地黄，麦冬，知母，牛膝。

3. 下消（多尿症状较突出者称为下消）

【舌象】

舌红少苔。

【形成原因】

恣情纵欲，房事过度，耗损肾阴，导致阴虚火旺，发为本病。舌红少苔，为肾阴亏虚，阴虚火旺之象。

【症状】

尿频尿多，混浊如脂膏，口干唇燥，腰膝酸软，头晕耳鸣，脉沉细数。

【治疗】

滋阴补肾。方用六味地黄丸。药有熟地黄，山药，茯苓，丹皮，泽泻，山茱萸。

三十八、低血糖症

低血糖症是血糖浓度过低所致的病症。当血浆葡萄糖浓度低于28mmol/L(50mg／dl)时，称低血糖症。

低血糖症在中医学中属于"虚证"的范畴。

中医辨证与舌象特征

1. 心脾两虚

【舌象】

舌质淡嫩，舌边齿痕，苔薄白。

【形成原因】

久病失调，思虑过度，或饮食不节，损伤脾胃，或因慢性失血，血亏气耗，渐而导致心脾气血两虚，形成本病。舌质淡嫩，舌边齿痕，苔薄白，为气血两虚之征。

【症状】

心悸汗出，头晕乏力，面色萎黄，神疲健忘，脉细弱。

【治疗】
益气健脾，养心安神。方用归脾汤。药有党参，黄芪，白术，茯神，当归等。

2. 心肝血虚

【舌象】
舌质淡白。

【形成原因】
思虑过度，暗耗心血，或失血过多，或脾虚化源不足，而致心肝两脏血亏，形成本病。舌质淡白，为血虚之象。

【症状】
眩晕耳鸣，心悸健忘，面白无华，两目干涩，爪甲不荣，肢体麻木，或震颤，肌肉蠕动，脉弦细。

【治疗】
养血安神，柔肝息风。方用补肝汤加减。药有当归，白芍，川芎，熟地黄，酸枣仁，木瓜，炙甘草，龙眼肉，麦冬，丹参。

三十九、甲状腺机能亢进症

甲状腺机能亢进症（简称甲亢），是一种甲状腺激素分泌过多的疾病。临床上以急躁亢奋，多食消瘦，恶热多汗，心悸心慌，大便量多，目突颈肿为其特点。

甲亢在中医学中属于"瘿病"、"心悸"的范畴。

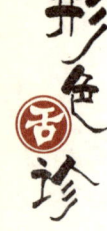

中医辨证与舌象特征

1. 肝火炽盛

【舌象】
舌质红，苔黄燥。

【形成原因】
情志内伤，饮食失调，损伤肝气，脾不运化，气机郁滞，津聚痰凝，壅结于颈前而成瘿瘤，肝郁化火，以致肝火炽盛，发为本病。舌质红，苔黄燥，为火热伤津之象。

【症状】
前轻度或中度肿大，柔软光滑无结节，心烦易怒，恶热自汗，面部烘热，口苦口干，食欲亢进，目突，手抖，大便量多，脉弦数。

【治疗】
清泻肝火。方用栀子清肝汤加减。药有山栀子，柴胡，当归，丹皮，牛蒡子，甘草，白芍，川芎，茯苓。

2. 心肝阴虚

【舌象】
舌质红，少苔或无苔。

【形成原因】
痰气郁结日久，化火伤阴，以致心肝阴虚。舌质红，少苔或无苔，为阴虚内热之象。

【症状】
颈前肿块或大或小，质软光滑，心悸不宁，心烦少寐，目眩手颤，纳亢消瘦，口咽干燥，脉细数。

舌为心之苗，脾之外候，苔由胃气所生

【治疗】

滋阴养血，宁心柔肝。方用天王补心丹。药有人参，玄参，丹皮，五味子，当归身等。

3. 心肾阴虚

【舌象】

舌质红，少苔或无苔。

【形成原因】

痰气郁结日久，化火伤阴，阴虚及肾。舌质红，少苔或无苔，为阴虚内热之象。

【症状】

颈前肿大，目突手颤，口干目涩，心悸心慌，消谷善饥，女子月经不调或闭经，男子阳痿，性欲下降，腰膝无力，脉沉细数。

【治疗】

滋阴养精，补心益肾。方用六味地黄丸合黄连阿胶汤。药有熟地黄，山株萸，黄连，阿胶，芍药等。

四十、缺铁性贫血

缺铁性贫血是由于体内铁缺乏，影响血红蛋白合成所引起的贫血。这种病是贫血中最常见的类型，发生于各种年龄的人，尤多见于育龄妇女及婴儿。本病发病缓慢，病人表现乏力，面色苍白，心悸气短，头晕眼花等症状。

本病在中医学中属于"萎黄"、"虚损"、"虚劳"的范畴。

中医辨证与舌象特征

1. 气血两虚

【舌象】
舌质淡。

【形成原因】
进食营养不足，或失血过多，妇女月经过多等，引起血虚。血少气衰，而成本病。舌质淡，为气血两虚之象。

【症状】
面色苍白或萎黄，头晕目眩，少气懒言，倦怠乏力，心悸失眠，脉细涩。

【治疗】
气血双补。方用八珍汤。药有人参，白术，茯苓，甘草，当归，白芍药，川芎，熟地黄，生姜，大枣。

2. 脾气虚弱

【舌象】
舌质淡，苔白。

【形成原因】
多因饮食不节，劳倦过度，或忧思日久，损伤脾胃；或禀赋不足，素体虚弱；或年老体衰，大病初愈，调养失慎等所致脾胃虚弱，形成本病。舌质淡，苔白，为脾气虚弱之象。

【症状】
面色萎黄，神疲乏力，气短懒言，食少便溏，脉细缓。

【治疗】
健脾益气。方用香砂六君子汤。药有木香砂仁，陈皮，半夏，党

舌为心之苗，脾之外候，苔由胃气所生

参，白术，茯苓，甘草。

四十一、再生障碍性贫血

再生障碍性贫血是由多种病因引起的骨髓造血功能衰竭的疾病，以贫血、出血和感染以及全血细胞减少为主要表现。

本病在中医学中属于"虚劳"、"血证"的范畴。

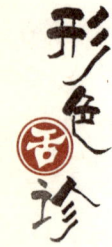

正常舌象，淡红舌，薄白苔

中医辨证与舌象特征

1. 气血两亏

【舌象】
舌质淡，苔薄白。

【形成原因】
先天不足，禀赋薄弱，体质不强；或烦劳过度，损伤五脏；或因病致虚，日久不复，而成本病。舌质淡，苔薄白，为气血两虚之征。

【症状】
起病缓慢，面色淡白或萎黄，眩晕，心悸，气短，乏力，或有低热，脉濡细。

【治疗】
大补气血。方用十全大补汤。药有熟地黄，白芍，当归，川芎，人参，白术，茯苓，炙甘草，黄芪，肉桂。

2. 肝肾阴亏

【舌象】
舌质红，苔少。

【形成原因】

房劳过度，耗伤肾精，或大病久病，耗血伤阴，肝肾之阴亏损，而成本病。舌质红，苔少，为阴虚内热之象。

【症状】

除气血两亏症状外，还有面颊潮红，咽喉干痛，腰膝酸软，低热盗汗，五心烦热，失眠遗精，月经过多，或崩漏不止，脉弦细。

【治疗】

滋补肝肾。方用大补元煎合二至丸。药有人参，熟地黄，当归，女贞子，旱莲草等。

3. 脾肾阳虚

【舌象】

舌质淡白而胖，苔薄白。

【形成原因】

饮食不节，损伤脾胃；或因病后失调，精气耗伤，而成本病。舌质淡白，舌体胖大，苔薄白，为阳虚之征。

【症状】

除气血两亏的症状外，还有神疲懒言，畏寒肢冷，腰酸，阳痿，或月经不调，齿衄，脉沉细。

【治疗】

健脾温肾。方用四君子汤合右归丸。药有党参，白术，茯苓，甘草，杜仲等。

四十二、肥胖

肥胖是由于先天禀赋因素，过食肥甘以及久卧久坐、少劳等引起的体重超过标准体重20%以上，并伴有头晕乏力，神疲懒言，少动气

舌为心之苗，脾之外候，苔由胃气所生

短等症状的一类病症。

标准体重(千克)=[身高(厘米)-100]×0.9。若实际体重超过标准体重20%，排除肌肉发达或水分潴留因素，即为肥胖。

中医辨证与舌象特征

1. 胃热滞脾

【舌象】
舌质红，苔黄腻。

【形成原因】
暴饮暴食肥甘厚味，尤其是青少年、孕妇及产后，食欲亢进，过多水谷瘀积体内，化为膏脂，且长期饮食不节，损伤脾胃，痰热湿浊聚集体内，引起体重增加，形成肥胖。舌质红，苔黄腻，为湿热内蕴之象。

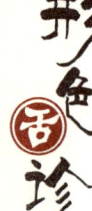

【症状】
消谷善饥，形体肥胖，脘腹胀满，面色红润，口干苦，心烦头昏，胃脘灼痛、嘈杂，得食则缓，脉弦滑。

【治疗】
清胃泻火，佐以消导。方用小承气汤合保和丸。药有大黄，厚朴，枳实，神曲，山楂等。

2. 脾虚不运

【舌象】
舌质淡，舌体胖，边有齿痕，苔薄白或白腻。

【形成原因】
久卧久坐，缺少运动劳作，脾气虚弱，水湿内停，形成肥胖。舌淡胖，边有齿痕者，苔薄白或白腻，为气虚，水湿内停之象。

【症状】
肥胖臃肿，神疲乏力，身体困重，胸闷脘胀，四肢轻度浮肿，晨轻暮重，劳累后明显，饮食如常或偏少，既往多有暴饮暴食史，小便不利，便溏或便秘，脉濡细。

【治疗】
健脾益气，渗利水湿。方用参苓白术散合防己黄芪汤。药有人参，茯苓，白术，防己，黄芪等。

3. 脾肾阳虚

【舌象】
舌淡胖，苔薄白。

【形成原因】
中年以后，肾气渐衰，尤其是经产妇女或绝经期女性，肾气衰退，不能化气行水，致使湿浊内聚，而产生肥胖。舌淡胖，苔薄白，为阳虚之象。

【症状】
形体肥胖，颜面虚浮，神疲嗜卧，气短乏力，腹胀便溏，自汗气喘，动则更甚，畏寒肢冷，下肢浮肿，尿昼少夜频，脉沉细。

【治疗】
温补脾肾，利水化饮。方用真武汤合苓桂术甘汤。药有炮附子，白术，茯苓，芍药，生姜，桂枝，甘草。

四十三、头痛

头痛是以病人自觉头部疼痛为特征的一种常见病证。头痛也是一个常见症状，可以发生在多种急慢性疾病中，有时亦是某些相关疾病加重或恶化的先兆。

中医辨证与舌象特征

1. 风寒证

【舌象】
舌苔薄白。

【形成原因】
起居不慎,坐卧当风,感受风寒,上犯巅顶,而致头痛。舌苔薄白,为风寒在表之征。

【症状】
头痛起病较急,其痛如破,连及项背,恶风畏寒,遇风尤剧,口不渴,脉多浮紧。

【治疗】
疏风散寒。方用川芎茶调散。药有川芎,荆芥,羌活,白芷等。

2. 风热证

【舌象】
舌质红,苔黄。

【形成原因】
外感风热,上扰清窍,而为头痛。舌质红,苔黄,为风热邪盛之象。

【症状】
头痛而胀,甚则头痛如裂,发热或恶风,口渴欲饮,面红目赤,便秘溲黄,脉滑数。

【治疗】
疏风清热。方用芎芷石膏汤。药有川芎,白芷,石膏,菊花,藁木,羌活。

3. 风湿证

【舌象】
舌苔白腻。

【形成原因】
外感风湿，上犯巅顶，湿蒙清空，清阳不展，而致头痛。舌苔白腻，为湿浊中阻之象。

【症状】
头痛如裹，肢体困重，胸闷纳呆，小便不利，大便或溏，脉濡滑。

【治疗】
祛风胜湿。方用羌活胜湿汤。药有羌活，独活，川芎，蔓荆子，甘草，防风，藁本。

4. 肝阳证

【舌象】
舌质红，苔薄黄。

【形成原因】
情志所伤，肝失疏泄，郁而化火，或肝阴不足，肾阴素亏，肝阳失敛而上亢，上扰清空以致头痛。舌质红，苔薄黄，为肝阳亢盛之象。

【症状】
头胀痛而眩，心烦易怒，胁痛，夜眠不宁，口苦，脉沉弦有力。

【治疗】
平肝潜阳。方用天麻钩藤饮。药有天麻，钩藤，生石决明，川牛膝，桑寄生等。

5. 肾虚证

【舌象】
舌质红，少苔。

【形成原因】
禀赋不足，肾精久亏，脑髓空虚而致头痛。舌红少苔，为阴虚之象。

【症状】
头部空痛，每兼眩晕，腰痛酸软，神疲乏力，遗精，或带下，耳鸣少寐，脉沉细无力。

【治疗】
补肾养阴。方用大补元煎。药有人参，炒山药，熟地黄，杜仲，枸杞子等。

6. 痰浊证

【舌象】
舌体胖大，有齿痕，苔白腻。

【形成原因】
饮食不节，嗜酒肥甘，脾失健运，痰湿内生，上蒙清窍而致头痛。舌体胖大，边有齿痕，苔白腻，为气虚、水湿停滞之象。

【症状】
头痛昏蒙，胸脘满闷，呕恶痰涎，脉弦滑。

【治疗】
健脾化痰，降逆止痛。方用半夏白术天麻汤。药有半夏，白术，天麻，陈皮，茯苓等。

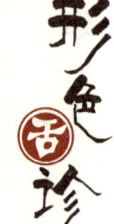

四十四、痹证

痹证是指以肌肉、关节、筋骨发生疼痛、酸楚、麻木、灼热、屈伸不利，甚或关节肿大变形为主要表现的病证。

西医学的风湿病、风湿性关节炎、类风湿性关节炎、强直性脊柱炎、骨性关节炎等疾病，与痹证有某些相似之处，可参考本病辨证论治。

中医辨证与舌象特征

1. 行痹

【舌象】
舌苔薄白。

【形成原因】
由于居处潮湿，汗出当风，涉水冒雨，气候剧变，冷热交错等原因，以致风寒湿邪乘虚侵袭人体，注于经络，留于关节，使气血痹阻而为痹证。行痹以风邪偏盛。舌苔薄白，为邪气外侵之象。

【症状】
肢体关节酸痛，游走不定，不拘上、下、左、右肢体关节，病或数时，或一二日，或三五天，日轻夜重，或见恶风发热，脉浮。

【治疗】
祛风通络，散寒除湿。方用防风汤。药有防风，当归，赤茯苓，杏仁，黄芩，秦艽，葛根，麻黄，肉桂，生姜，甘草，大枣。

2. 痛痹

【舌象】
舌苔白而薄腻。

【形成原因】

风寒湿邪闭阻经络，而以寒邪偏盛，形成本病。舌苔白而薄腻，为寒湿之象。

【症状】

肢体关节紧痛不移，局限一处，遇寒则痛甚，得热则痛缓，甚至关节屈伸不利，皮色不红，关节不肿，脉弦紧。

【治疗】

温经散寒，祛风除湿。方用乌头汤。药有川乌，麻黄，芍药，黄芪，甘草。

3. 着痹

【舌象】

舌苔白腻。

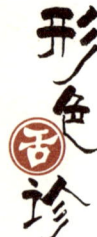

【形成原因】

感受风寒湿邪，而以湿邪偏盛，形成本病。舌苔白腻，为湿邪偏盛之象。

【症状】

肢体关节沉重酸胀，疼痛，重则关节肿胀，重着不移，但不红，甚至四肢活动不便，颜面苍黄而润，脉濡缓。

【治疗】

除湿通络，祛风散寒。方用薏苡仁汤。药有薏苡仁，川芎，当归，麻黄，桂枝，羌活，独活，防风，川乌，苍术，甘草，生姜。

4. 热痹

【舌象】

舌质红，苔黄燥。

【形成原因】

感受风热之邪，与湿相并，而致风湿热合邪为患；或因风寒湿痹日久不愈，郁而化热，而形成热痹。舌质红，苔黄燥，为热盛之象。

【症状】

肢体关节疼痛，痛处焮红灼热，肿胀疼痛剧烈，得冷稍舒，筋脉拘急，日轻夜重，多兼有发热、口渴、心烦、喜冷恶热、烦闷不安等症状，脉滑数。

【治疗】

清热通络，祛风除湿。方用白虎加桂枝汤。药有知母，石膏，甘草，粳米，桂枝。

四十五、痿证

痿证是指肢体筋脉弛缓，软弱无力，日久不用，引起肌肉萎缩或瘫痪的一种病症。

西医学的感染性多发性神经根神经炎、运动神经元病、重症肌无力、肌营养不良，符合本病证候特征者，可参本病辨证论治。

中医辨证与舌象特征

1. 肺热津伤

【舌象】

舌质红，苔黄。

【形成原因】

感受温热毒邪，高热不退，或病后余热燔灼，伤津耗气，致使四肢筋脉失养，痿弱不用。舌质红，苔黄，为阴伤津涸，虚热内炽之象。

【症状】

病起发热，或热退后突然肢体软弱无力，皮肤枯燥，心烦口渴，咳呛少痰，小便短赤，大便秘结，脉细数。

【治疗】

清热润肺，濡养筋脉。方用清燥救肺汤。药有桑叶，石膏，杏仁，甘草，麦冬，人参，阿胶，炒胡麻仁，炙枇杷叶。

2. 湿热浸淫

【舌象】

舌质红，苔黄腻。

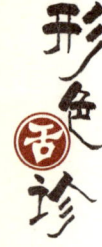

【形成原因】

久处湿地，或冒雨露，或饮食不节，过食肥甘，嗜酒成癖，损伤脾胃，内生湿热，筋脉肌肉失养，而成痿病。舌质红，苔黄腻，为湿热内蕴之象。

【症状】

四肢痿软，身体困重，或微肿麻，尤多见于下肢，或足胫热蒸，或发热，胸脘痞闷，小便赤涩，脉细数。

【治疗】

清热燥湿，通利筋脉。方用加味二妙散。药有黄柏，苍术，当归，牛膝，防己，萆薢，龟版。

3. 肝肾亏损

【舌象】

舌质红，苔少。

【形成原因】

素来肾虚，或因房事太过，乘醉入房，精损难复，或因劳役太过，肝肾亏虚，精血不能濡养筋骨经脉，而成痿病。舌质红，苔少，为阴虚内热之象。

【症状】

起病缓慢，下肢痿软无力，腰脊酸软，不能久立，或伴眩晕、耳鸣、遗精早泄，或月经不调，甚至步履全废，腿胫大肉渐脱，脉沉细数。

【治疗】

补益肝肾，滋阴清热。方用虎潜丸。药有龟版，黄柏，知母，熟地黄，白芍药，锁阳，陈皮，干姜等。

四十六、颤震

颤震是指以头部或肢体摇动、颤抖为主要临床表现的一种病症。轻者仅有头摇或手足微颤，尚能坚持工作和生活自理；重者头部震摇大动，甚则有痉挛扭转样动作，两手及上下肢颤动不止，或兼有项强、四肢拘急。

西医学所称某些锥体外系疾病所致的不随意运动，如震颤麻痹、舞蹈病、手足徐动症等，符合本病证候特征者，可参考本病辨证论治。

中医辨证与舌象特征

1. 髓海不足

【舌象】
舌质淡白，舌体胖大，苔薄白。

【形成原因】
久病或年迈肾亏精少，或七情内变，应事太烦，神伤精损气耗，脑髓不足，筋脉肢体失控，而成本病。舌质淡白，舌体胖大，苔薄白，为气阴两虚之象。

舌为心之苗，脾之外候，苔由胃气所生

【症状】

头晕目眩,耳鸣,记忆力差或善忘,头摇肢颤,溲便不利,寤寐颠倒,重则神呆,啼笑反常,言语失序,脉沉弦无力。

【治疗】

填精益髓。方用龟鹿二仙丹。药有鹿角,龟版,人参,枸杞子。

2. 气血亏虚

【舌象】

舌质淡,舌体胖大,苔薄白滑。

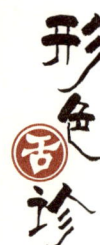

【形成原因】

脾胃损伤,精血不生,气虚血少,脑髓失充,筋脉肢体失控,而成本病。舌质淡,舌体胖大,苔薄白而滑,为脾气虚,水湿内停之象。

【症状】

眩晕,心悸而烦,气短懒言,头摇肢颤,纳呆,乏力,畏寒肢冷,汗出,溲便失常,脉沉细。

【治疗】

补中益气。方用补中益气汤。药有人参,黄芪,白术,当归,陈皮等。

3. 痰热动风

【舌象】

舌质红,舌体胖大,边有齿痕,苔黄厚腻。

【形成原因】

肺脾肾三脏皆虚,水津不能正常输布运化,痰湿内生,积痰日久化热,痰热动风,脑神被扰,而成本病。舌质红,舌体胖大,边有齿痕,苔黄厚腻,为痰湿化热之象。

【症状】

头晕目眩，头摇，肢麻震颤，手不能持物，甚至四肢不知痛痒，胸闷泛恶，甚则呕吐痰涎，咳喘，痰涎如缕如丝，脉沉滑。

【治疗】

豁痰息风。方用导痰汤。药有半夏，陈皮，枳实，茯苓，甘草，制南星。

四十七、腰痛

腰痛是指以腰部疼痛为主要症状的一类病证，可表现在腰部的一侧或两侧。

腰痛的原因很多，西医学中由腰肌劳损引发的腰痛，可参照本病辨证论治。

中医辨证与舌象特征

1. 寒湿腰痛

【舌象】
舌质淡，舌体胖大，苔白腻而润。

【形成原因】

久居冷湿之地，或涉水冒雨，劳汗当风，衣着湿冷，感受寒湿之邪，气血运行不畅，因而发生腰痛。舌质淡，舌体胖大，苔白腻而润，为气虚，寒湿停聚之象。

【症状】

腰部冷痛重着，转侧不利，逐渐加重，每遇阴雨天或感寒后腰痛加剧，痛处喜温，体倦乏力，或肢末欠温，食少腹胀，脉象沉紧或沉迟。

舌为心之苗，脾之外候，苔由胃气所生

【治疗】

散寒除湿，温通经络。方用渗湿汤。药有干姜，甘草，丁香，苍术，白术，橘红，伏苓。

2. 瘀血腰痛

【舌象】

舌质紫暗，或有瘀斑。

【形成原因】

跌仆外伤，损伤经脉气血，或因久病，气血运行不畅，或体位不正，腰部用力不当，屏气闪挫，导致经络气血阻滞不通，病程迁延，而致腰痛。舌质紫暗，或有瘀斑，为瘀血内停之象。

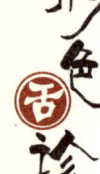

【症状】

痛处固定，或胀痛不适，或痛如锥刺，日轻夜重，或持续不解，活动不利，甚则不能转侧，痛处拒按，脉弦涩。

【治疗】

活血化瘀，理气止痛。方用身痛逐瘀汤。药有川芎，桃仁，红花，甘草，没药，香附，五灵脂，牛膝，地龙，当归。

3. 肾虚腰痛

【舌象】

舌质红，苔少，或舌质淡。

【形成原因】

年老体衰，或先天禀赋不足，或久病体虚，或房事不节，以致肾精亏损，无以濡养筋脉，而发生腰痛。舌质红，苔少，为阴虚内热之象；舌质淡为阳虚内寒之征。

【症状】

腰痛以酸软为主，喜按喜揉，腿膝无力，遇劳更甚，卧则减轻，常反复发作。偏阴虚者，则心烦失眠，口燥咽干，面色潮红，手足心热，脉弦细数。偏阳虚者，则少腹拘急，面色㿠白，手足不温，少气乏力，脉沉细。

【治疗】
偏于阴虚者，宜滋补肾阴，方用左归丸。药有熟地黄，山药，枸杞子，鹿角胶，龟版胶等。
偏于阳虚者，宜温补肾阳。方用右归丸。药有熟地黄，山药，枸杞子，附子，肉桂等。

四十八、月经先期

月经周期提前7天以上，甚至10余日者，称为月经先期。亦称经期超前、经早。如仅提前三五天，且无其他明显症状者，属正常范围。或偶然超前一次者，亦不作月经先期病论。

中医辨证与舌象特征

1. 气虚

【舌象】
舌质淡。

【形成原因】
饮食失节，劳倦过度，或思虑过极，损伤于脾，中气虚弱，气不统血，以致月经先期来潮。舌质淡，为脾气亏虚之征。

【症状】
月经周期提前，经量增多，色淡，质稀，神疲肢倦，或小腹空坠，纳少便溏，脉细弱。

【治疗】
补气摄血调经。方用补中益气汤。药有人参，黄芪，白术，升麻，当归等。

2. 血热

【舌象】

舌质红,苔黄。

【形成原因】

过食辛热助阳食物或药物,热伏于里,迫血下行,致使月经提前而至。舌质红,苔黄,为热盛于里之征。

【症状】

经来先期,量多,色深红或紫,质稠黏。或伴心胸烦躁,面红口干,小便短黄,大便燥结,脉数。

【治疗】

清热凉血调经。方用清经散。药有丹皮,地骨皮,白芍,生地,青蒿,黄柏,茯苓。

3. 阴虚血热

【舌象】

舌质红,苔少。

【形成原因】

久病阴亏,或失血伤阴,水亏火旺,血海不宁,月经提前而至。舌质红,苔少,为阴虚内热之征。

【症状】

经来先期,量少或量多,色红,质稠。或伴两颧潮红,手足心热,脉细数。

【治疗】

养阴清热调经。方用两地汤。药有生地,地骨皮,玄参,麦冬,阿胶,白芍。

四十九、月经后期

月经周期延后7天以上，甚或四五十日一至的，称月经后期。亦称经期错后、经迟。如仅延后三五天，且无其他不适者，不作月经后期病论。若偶见一次延期，下次仍然如期来潮者；或青春期初潮后数月内或于更年期月经时有延后，不伴有其他症状者，一般不作病论。

中医辨证与舌象特征

1. 血寒

【舌象】
舌苔白。

【形成原因】
外感寒邪，或过食寒凉，血为寒凝，运行不畅，致经期延后。舌苔白，为寒邪在里之征。

【症状】
经期延后，量少，色暗有血块，小腹冷痛，得热减轻，畏寒肢冷，脉沉紧。

【治疗】
温经散寒调经。方用温经汤。药有人参，当归，川芎，白芍，桂心，莪术，丹皮，甘草，牛膝。

2. 虚寒

【舌象】
舌质淡，苔白。

【形成原因】
久病伤阳，气血生化不足，血海不能按时满溢，而致月经延后。

舌质淡，苔白，为阳虚血脉不充之象。

【症状】
经期延后，量少，色淡红，质清稀，无血块，小腹隐痛，喜热喜按，腰酸无力，小便清长，大便稀溏，脉沉迟或细弱。

【治疗】
扶阳祛寒调经。方用艾附暖宫丸。药有艾叶，香附，当归，续断，吴茱萸，川芎，白芍，黄芪，生地，肉桂。

3. 血虚

【舌象】
舌质淡白。

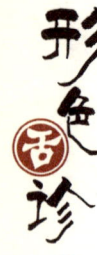

【形成原因】
久病体虚，或产乳过多，或长期慢性失血，或饮食劳倦，思虑伤脾，致使血虚，月经因而后延。舌质淡白，为血虚之象。

【症状】
经期延后，量少，色淡红，无块，或小腹痛，或头晕眼花，心悸少寐，面色苍白或萎黄，脉细弱。

【治疗】
补血调经。方用大补元煎。药有人参，山药，熟地，杜仲，当归，山茱萸，枸杞，炙甘草。

4. 气滞

【舌象】
舌质淡红，苔薄白。

【形成原因】
忧思抑郁，以致气机郁结，血为气滞，血海不能按时满溢，故月经延后。病因气滞，内无寒热，所以舌象正常。

【症状】

经期延后，量少，色暗红，或有小块，小腹作胀，或胸腹、两胁、乳房胀痛，脉弦。

【治疗】

理气调经。方用乌药汤。药有乌药，香附，木香，当归，甘草。

五十、月经过多

月经量较以往明显增多，周期基本正常者，称为月经过多。妇女月经正常量为50至80毫升。

中医辨证与舌象特征

1. 气虚

【舌象】
舌质淡白。

【形成原因】

体质素弱，或饮食劳倦，久病伤脾，致使气虚，经血失约，出血量多。舌质淡白，为气血虚弱之象。

【症状】

经来量多，色淡红，质清稀。或兼见面色㿠白，气短懒言，肢软无力，或小腹空坠，或心悸怔忡，脉细弱。

【治疗】

补气摄血固冲。方用举元煎。药有人参，黄芪，白术，升麻，炙甘草。

舌为心之苗，脾之外候，苔由胃气所生

2. 血热

【舌象】
舌质红，苔黄。

【形成原因】
七情过极，或过食辛燥动血之品，或外感热邪，热盛于里，扰动血海，月经因而量多。

【症状】
经来量多，色鲜红或深红，质稠黏，或有小血块。常伴有心烦口渴、尿黄、便结。脉滑数。

【治疗】
凉血清热止血。方用保阴煎加味。药用生地，熟地，黄芩，黄柏，白芍，山药，续断，甘草，地榆，槐花。

3. 血瘀

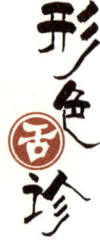

【舌象】
舌有瘀点，或舌质紫暗。

【形成原因】
月经、堕胎、小产、人工流产之后，瘀血停留，瘀血内阻，络伤血溢，月经量增多。舌有瘀点，或舌质紫暗，为瘀血内阻之征。

【症状】
经行量多，或持续难净，色紫黑，有血块，或伴有小腹疼痛拒按，脉细涩。

【治疗】
活血化瘀止血。方用失笑散加味。药有蒲黄，五灵脂，血余炭，茜草，益母草。

五十一、月经过少

月经周期基本正常，经量明显减少，甚或点滴即净；或经期缩短不足2天，经量亦少者，称为月经过少。

中医辨证与舌象特征

1. 血虚

【舌象】
舌质淡。

【形成原因】
素体血虚，或大病久病伤血，或饮食劳倦，思虑伤脾，致血虚经量减少。舌质淡，为血虚之征。

【症状】
月经量少，或点滴即净，色淡无块，或伴有头晕眼花，心悸怔忡，面色萎黄，小腹空坠，脉细。

【治疗】
养血调经。方用滋血汤。药有人参，山药，黄芪，白茯苓，川芎，当归，白芍，熟地。

2. 肾虚

【舌象】
舌质淡。

【形成原因】
禀赋素弱，或少年肾气未充，或人工流产，屡孕屡堕，房劳伤肾，以致肾气不足，血海不盈而经量过少。舌质淡，为气虚之征。

【症状】

月经量少，色淡红或暗红，质薄，腰脊酸软，足跟痛，头晕耳鸣，或小腹冷，或夜尿多，脉沉弱。

【治疗】

补肾养血调经。方用归肾丸。药有菟丝子，杜仲，枸杞，山萸肉，当归，熟地，山药，茯苓。

3. 血瘀

【舌象】

舌质紫暗，或有瘀点。

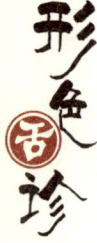

【形成原因】

感受寒邪，或气滞血瘀，血行不畅，致月经量少。舌质紫暗，或有瘀点，为瘀血内停之征。

【症状】

经行量少，色紫黑，有血块，小腹胀痛拒按，血块排出后胀痛减轻，脉细涩。

【治疗】

活血化瘀调经。方用桃红四物汤。药有桃仁，红花，川芎，当归，白芍，熟地。

4. 痰湿

【舌象】

舌质淡，苔白腻。

【形成原因】

素多痰湿，或脾失健运，湿聚成痰，血不畅行，致经量减少。舌质淡，苔白腻，为痰湿内停之象。

【症状】

月经量少，色淡红，质黏腻如痰；形体肥胖，胸闷呕恶，或白带多而黏腻，脉滑。

【治疗】

化痰燥湿调经。方用苍附导痰丸。药有茯苓，法半夏，陈皮，甘草，苍术，香附，胆南星，枳壳，生姜，神曲。

五十二、痛经

妇女正值经期或行经前后，发生腹痛或不适，称为痛经。本病以青年妇女较为多见。

中医辨证与舌象特征

1. 气滞血瘀

【舌象】
舌质紫暗，或有瘀点。

【形成原因】
平素多抑郁，郁则气滞，经血运行不畅。舌质紫暗，或舌上有瘀点，为瘀血内阻之征。

【症状】
每于经前1～2日或月经期小腹胀痛、拒按，或伴有胸胁乳房作胀，或经量少，或经行不畅，经色紫暗有块，血块排出后痛减，经净疼痛消失，脉弦。

【治疗】
理气化瘀止痛。方用膈下逐瘀汤。药有当归，川芎，赤芍，桃仁，红花，枳壳，元胡，五灵脂，丹皮，乌药，炙香附，甘草。

舌为心之苗，脾之外候，苔由胃气所生

2. 寒湿凝滞

【舌象】
舌苔白腻。

【形成原因】
多因经期冒雨、涉水、游泳，或经水临行贪食生冷，内伤于寒，或过于贪凉，或居于湿地，风冷寒湿之邪入侵，经水运行不畅。舌苔白腻，为内有寒湿之征。

【症状】
经前数日或经期小腹冷痛，得热痛减，按之痛甚，经量少，经色暗黑有块，或畏寒身痛，脉沉。

【治疗】
温经散寒除湿，化瘀止痛。方用少腹逐瘀汤。药有小茴香，干姜，元胡，没药，当归，川芎，肉桂，赤芍，蒲黄，五灵脂。

3. 气血虚弱

【舌象】
舌质淡。

【形成原因】
脾胃虚弱，或大病久病，气血俱虚。舌质淡是气血亏虚，舌部血脉充盈不足的表现。

【症状】
经后1~2日或经期小腹隐隐作痛，或小腹及阴部空坠，喜揉按，月经量少色淡质薄，或神疲乏力，或面色不华，或纳少便溏，脉细弱。

【治疗】
益气补血止痛。方用圣愈汤。药有人参，黄芪，川芎，熟地，生地。

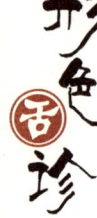
形色舌诊……正常舌象，淡红舌，薄白苔……

五十三、闭经

女子年过18周岁月经尚未初潮,或已行经而又中断三个月以上者,称为闭经。妊娠期、哺乳期暂时性的停经,经绝期的绝经或有些少女初潮后,一段时间内有停经,均属生理现象,不作闭经论。

中医辨证与舌象特征

1. 肝肾不足

【舌象】
舌淡红,苔少。

【形成原因】
禀赋不足,精血未充,或坠胎、房劳,或久病及肾,精血匮乏,胞宫无血可下,而成闭经。舌淡红,苔少,为肝肾不足之征。

【症状】
年过18周岁尚未行经,或由月经后期量少逐渐经闭,体质虚弱,腰酸腿软,头晕耳鸣,脉沉弱。

【治疗】
补肾养肝调经。方用归肾丸。药有熟地,山茱萸,茯苓,当归,枸杞,杜仲,菟丝子,山药。

2. 气血虚弱

【舌象】
舌质淡苔少或薄白。

【形成原因】

脾胃素弱，或饮食劳倦，或忧思过度，损伤心脾，营血不足，或大病、久病，或吐血、下血，堕胎、小产等数脱于血，或患虫积耗血，以致冲任大虚，血海空乏，无血可下，故成闭经。舌质淡苔少或薄白，为气血两虚之征。

【症状】

月经逐渐后延，量少，经色淡而质薄，继而停闭下行。或头昏眼花，或心悸气短，神疲肢倦，或食欲不振，毛发不泽或脱落，羸瘦萎黄，脉沉缓。

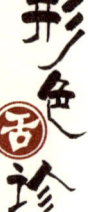

【治疗】

补气养血调经。方用人参养荣汤。药有人参，黄芪，白术，茯苓，当归，白芍，熟地等。

3. 气滞血瘀

【舌象】
舌边紫暗，或有瘀点。

【形成原因】

七情内伤，肝气郁结不达，气血瘀滞。或因经、产之时，血室正开，感受风冷寒邪，或内伤寒凉生冷，血为寒凝而瘀。或因热邪煎熬阴血成瘀。气滞则血瘀，血瘀必气滞，冲任不通，故致闭经。舌边紫暗，或有瘀点，为气血瘀滞之象。

【症状】

月经数月不行，精神抑郁，烦躁易怒，胸胁胀满，少腹胀痛或拒按，脉沉涩。

【治疗】

理气活血，祛瘀通经。方用血府逐瘀汤。药有当归，生地，桃仁，红花，柴胡等。

五十四、更年期综合征

在绝经期前后，出现的与绝经有关的症候群，为更年期综合征。表现为月经紊乱，情志不宁，烘热汗出，心悸失眠，烦躁易怒，面目、下肢浮肿等症候。

本病与中医学中的绝经前后诸证相同。

中医辨证与舌象特征

1. 肾阴虚

【舌象】
舌质红少苔。

【形成原因】
妇女在绝经前后，肾气渐衰。素体阴虚，或数脱于血，多产房劳者，或情志不畅，郁而化热，灼烁真阴，均可致肝肾阴虚。舌红少苔，为阴虚之象。

【症状】
头目晕眩耳鸣，头部面颊阵发性烘热，汗出，五心烦热，腰膝酸疼，或月经先期或先后不定，经色鲜红，量或多或少，或皮肤干燥、瘙痒，口干，大便干结，尿少色黄，脉细数。

【治疗】
滋养肾阴。方用左归饮。药有熟地，山药，枸杞，山茱萸，茯苓，炙甘草。

2. 肾阳虚

【舌象】
舌质淡，或胖嫩边有齿印，苔薄白。

【形成原因】

平素阳虚，或过用寒凉药物，或过度贪凉取凉，而致肾阳虚惫。舌质淡，或胖嫩边有齿印，苔薄白，皆为阳虚内寒之象。

【症状】

面色晦暗，精神委靡，形寒肢冷，腰膝酸冷，纳呆腹胀，大便溏薄，或经行量多，或崩中暴下，色淡或暗，有块，面浮肢肿，夜尿多或尿频失禁，或带下清稀，脉沉细无力。

【治疗】

温肾扶阳。方用右归丸。药有熟地，山茱萸，枸杞，附子，肉桂，山药，鹿角胶，杜仲，菟丝子，当归。

五十五、带下病

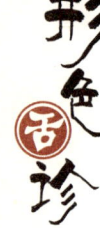

妇女阴道内流出的带下量明显增多，色、质、臭气异常，或伴全身、或局部症状者，称带下病。正常带下为无色、质黏、无臭的阴液，其量不多。至于经间期、经前期以及妊娠期带下稍有增多者，均属正常现象，不作疾病论。

中医辨证与舌象特征

1. 脾虚

【舌象】

舌质淡，苔白或腻。

【形成原因】

饮食不节，劳倦过度；思虑过多，情怀抑郁，损伤脾气，脾虚不能运化水湿之气下陷而为带下。舌质淡，苔白或腻，为脾虚中阳不振之象。

【症状】

带下色白或谈黄，质黏稠，无臭气，绵绵不断，面色㿠白或萎黄，四肢不温，精神疲倦，纳少便溏，两足跗肿，脉缓弱。

【治疗】

健脾益气，升阳除湿。方用完带汤。药有白术，山药，人参，白芍，苍术，甘草，陈皮，黑芥穗，柴胡，车前子。

2. 肾虚

【舌象】

舌质淡，苔薄白。

【形成原因】

素体肾气不足，下元亏损，或房劳多产，伤及肾气，阴液滑脱而下。舌质淡，苔薄白，为肾阳不足之征。

【症状】

白带清冷，量多，质稀薄，终日淋漓不断，腰酸如折，小腹冷感，小便频数清长，夜间尤甚，大便溏薄，脉沉迟。

【治疗】

温肾培元，固涩止带。方用内补丸。药有鹿茸，菟丝子，潼蒺藜，黄芪，肉桂，桑螵蛸，肉苁蓉，炙附子，白蒺藜，紫菀茸。

3. 湿热

【舌象】

舌苔黄腻。

【形成原因】

经行产后，胞脉空虚，如摄生不洁，或因久居阴湿之地，或因手术损伤，以致湿邪乘虚而入，蕴而化热，发为带下。舌苔黄腻，为湿热之象。

【症状】

带下量多，色黄或黄白，质黏腻，有臭气，胸闷口腻，纳食较差，或小腹作痛，或带下色白质黏如豆腐渣状，阴痒，小便黄少，脉濡略数。

【治疗】

清利湿热。方用止带方。药有茯苓，猪苓，泽泻，赤芍，丹皮，茵陈，黄柏，栀子，牛膝，车前子。

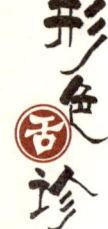

五十六、不孕症

女子结婚后，夫妇同居2年以上，配偶生殖功能正常，未避孕而不受孕者，称不孕症。

不孕症的因素很多，这里只涉及功能失调的病变。

中医辨证与舌象特征

1. 肾虚

【舌象】
舌质淡，苔白。

【形成原因】

先天肾气不充，阳虚不能温煦子宫，子宫虚冷，以致不能摄精成孕。舌质淡，苔白，为肾阳虚衰之象。

【症状】

婚久不孕，月经后期，量少色淡，或月经稀发、闭经。面色晦暗，腰酸腿软，性欲淡漠，小便清长，大便不实，脉沉细。

【治疗】

温肾补气养血。方用毓麟珠。药有鹿角霜，川芎，白芍，白术，茯苓，川椒，人参，当归，杜仲，甘草，菟丝子熟地。

2. 肝郁

【舌象】
舌质淡红或暗红，苔薄白。

【形成原因】
情志不舒，则肝失条达，气血失调，以致不孕。舌质暗红，苔薄白，为气血运行不畅之象。

【症状】
多年不孕，经期先后不定，经来腹痛，行而不畅，量少色暗，有小血块，经前乳房胀痛，精神抑郁，烦躁易怒，脉弦。

【治疗】
舒肝解郁，养血理脾。方用开郁种玉汤。药有白芍，香附，当归，白术，丹皮，茯苓，花粉。

3. 痰湿

【舌象】
舌苔白腻。

【形成原因】
体质肥胖，或恣食膏粱厚味，脾虚不运，痰湿内生，气机不畅，胞脉受阻，不能摄精成孕。舌苔白腻，为痰湿内蕴之征。

【症状】
婚后久不受孕，形体肥胖，经行延后，甚或闭经，带下量多，质黏稠，面色㿠白，头晕心悸，胸闷泛恶，脉滑。

【治疗】
燥湿化痰，理气调经。方用启宫丸。药有半夏，香附，苍术，陈皮，神曲，茯苓，川芎。

五十七、子宫肌瘤

子宫肌瘤是由子宫平滑肌增生而形成的良性肿瘤。本病多发生于30至50岁的中年妇女。

子宫肌瘤属于中医学中"崩漏"、"带下"、"癥瘕"的范畴。

中医辨证与舌象特征

1. 气滞

【舌象】
舌苔薄白而润。

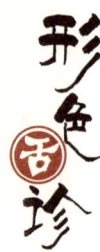

【形成原因】
七情内伤,肝气郁结,血行不畅,滞于胞中,结成本病。舌苔薄白而润,是气机不畅,尚属疾病初期或病情较轻。

【症状】
经期延长,淋漓不断或骤然大出血,或痛经,或白带增多,下腹积块,经前乳房胀痛,胸胁不舒,抑郁不乐,脉沉弦。

【治疗】
行气导滞,活血消癥。方用香棱丸。药有木香,丁香,三棱,莪术,枳壳,青皮,川楝子,小茴香。

2. 血瘀

【舌象】
舌质紫暗,或边有瘀点。

【形成原因】
多因经期、产后,血室正开,风寒乘虚侵入,凝滞气血;或因房事不节，余血未净，与邪相搏成瘀；或忧思恚怒，血气不和，皆可致瘀。瘀积日久，形成本病。舌质紫暗，或边有瘀点，为瘀血内阻之征。

【症状】

经期延长，或崩或漏，经色紫暗有块，块下痛减，胞中积块坚硬，固定不移，疼痛拒按，脉沉涩。

【治疗】

活血散结，破瘀消癥。方用桂枝茯苓丸。药有桂枝，茯苓，赤芍，丹皮，桃仁。

3. 脾肾不足

【舌象】

舌质淡嫩，或有齿痕，苔薄白。

【形成原因】

饮食不节，房劳、久病，损伤脾肾，阳气虚弱，水湿不化，聚而成痰，痰滞胞络，与血气相结，形成本病。舌质淡嫩，或有齿痕，苔薄白，为气血两虚之象。

【症状】

经期延长，或崩或漏，经色淡，胞中积块按之舒，带下清稀，腹胀畏寒，腰酸气短，尿或多或少，色清，大便或溏或秘，脉沉细。

【治疗】

健脾益肾，化瘀消癥。方用香砂六君子汤合右归丸。药有党参，白术，茯苓，木香，砂仁，熟地，杜仲等，可加三棱，莪术。

五十八、风疹

风疹是儿童时期常见的一种较轻发疹性传染病。5岁以内的小儿发病较多，在托儿所、幼儿园里容易造成流行。初起类似感冒，发热1至2天后，皮肤出现淡红色斑丘疹，耳后、枕部淋巴结肿大为其特征。

风疹，中医学称为风痧。

中医辨证与舌象特征

1. 邪郁肺卫

【舌象】
舌质偏红，苔薄白。

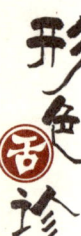

【形成原因】
风热之邪从口鼻而入，侵犯肺胃，蕴于肌腠，与气血相搏，发于皮肤。舌质偏红，苔薄白，为外感风热初起之征。

【症状】
发热恶风，喷嚏，流涕，伴有轻微咳嗽，精神倦怠，胃纳欠佳，疹色浅红，先起于头面、躯干，随即遍及四肢，分布均匀，稀疏细小，2～3日消退，有瘙痒感，耳后及枕部淋巴结肿大。

【治疗】
疏风清热。方用银翘散。药有银花，连翘，荆芥，薄荷等。

2. 邪热炽盛

【舌象】
舌质红，苔黄糙。

【形成原因】
邪毒较重，邪热炽盛，迫伤营血。舌质红，苔黄糙，为邪热亢盛，气血沸涌，热盛伤津较重之象。

【症状】
高热，口渴，心烦不宁，疹色鲜红或紫暗，疹点较密，小便黄少。

【治疗】

清热解毒。方用透疹凉解汤。药有桑叶，菊花，薄荷，连翘，牛蒡子，赤芍，蝉衣，紫花地丁，黄连藏红色。

五十九、百日咳

百日咳是由百日咳杆菌所引起的小儿常见急性呼吸道传染病。其症状以阵发性痉挛性咳嗽，咳后有鸡鸣样回声，最后倾吐痰沫而止为特征。本病四季均可发生，以冬春季尤多。5岁以下小儿为多见。病程较长，可持续2至3个月之久，故称百日咳。

本病在中医学称为"顿咳"、"颅鹚咳"、"疫咳"等。

中医辨证与舌象特征

1. 初咳期

【舌象】
舌苔薄白或薄黄。

【形成原因】
小儿时期肺气娇弱，易受外邪侵袭，病邪从口鼻而入，夹痰交结气道，肺气失宣，上逆而咳，若病邪夹风寒者，则舌苔薄白；夹风热者，苔见薄黄。

【症状】
初起一般均有咳嗽，喷嚏、流涕，或有发热等伤风感冒症状。二三天后咳嗽日渐增剧，痰稀白，量不多，或痰稠不易咯出，咳声不畅，为时约一周左右。

【治疗】
疏风宣肺。属于风寒轻证者，方用杏苏散。药有杏仁，苏叶，橘红，半夏，前胡等。属于风热轻证者，方用桑菊饮。药有桑叶，菊

舌为心之苗，脾之外候，苔由胃气所生

花，杏仁，连翘，芦根等。

2. 痉咳期

【舌象】
舌质偏红，舌苔黄。

【形成原因】
病邪在肺，郁而化热，痰热互结，阻于气道，肺气上逆，咳嗽阵作。舌质偏红，舌苔黄，为痰热之象。

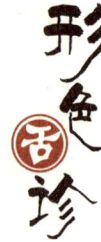

【症状】
此期以阵发性痉咳为主要症状，一般从发病的第2周开始，病程可长达2至6周。咳时连咳持续，日轻夜重，咳剧时伴有深吸气样的鸡鸣声，必待吐出痰涎及食物后，痉咳才得暂时缓解，但不久又复发作，而且一次比一次加剧。每次痉咳，多出自发，但有些外因如进食，闻到刺激气味，或情绪激动时都易引起发作。一般在痉咳的第3周达高峰。重症痉咳每日可多至四五十次，轻症只有五六次，并可见眼角青紫及结膜下出血。婴幼儿时期还可以引起窒息和抽风。

【治疗】
泻肺镇咳。方用桑白皮汤。药有桑白皮，半夏，苏子，杏仁，贝母，黄芩，黄连，山栀。

3. 恢复期

【舌象】
舌质红，舌苔薄净或光剥无苔。

【形成原因】
痉咳期火热熏肺，肺之阴津耗损，阴虚则肺燥，仍有咳嗽。舌质红，舌苔薄净或光剥无苔，为肺阴耗伤，阴虚内热之象。

【症状】
痉咳缓解后，咳嗽次数减少，程度减轻，但咳时呈干呛状，容易出汗。一般需2～3周而咳止。

【治疗】

养阴润肺。方用沙参麦门冬汤。药有沙参，麦门冬，玉竹，桑叶，白扁豆，天花粉，甘草。

六十、营养不良

营养不良主要是由于摄入不足、喂养不当、消化吸收不良所引起，或继发于各种慢性疾病。多见于3岁以内婴儿及幼儿。

本病在中医学中属积滞、疳证的范畴。

中医辨证与舌象特征

1. 脾虚夹滞

【舌象】
舌质淡红，苔腻。

【形成原因】
小儿在生长发育过程中，所需营养的供应至为重要。若先天禀赋怯弱，后天调养失宜，脾胃受损，可致营养不良。舌质淡红，苔腻，为脾虚湿困，或有食积。

【症状】
面色无华，形体消瘦，毛发稀疏，色黄结穗，困倦神疲，目无光彩，纳呆食少，脘腹胀满，或有低热，尤以手足心热为甚，易哭易怒，夜寐不宁，大便不调，脉濡细而滑。

【治疗】
益气理脾。方用肥儿丸。药有人参，茯苓，白术，黄连，胡黄连，使君子，神曲，麦芽，山楂，芦荟，甘草。

舌为心之苗，脾之外候，苔由胃气所生

2. 气血两虚

【舌象】

舌质淡。

【形成原因】

小儿乳食不节，喂养不当；较大儿童过食生冷或养成偏食习惯；或久病失治，以致脾胃虚弱，不能化生精微，气血俱虚，形成本病。舌质淡，为气血两虚之征。

【症状】

面色苍白，形体羸瘦，四肢不温，发稀干枯，睡眠露睛，哭声无力，腹部凹陷，大便稀溏，脉弱无力。

【治疗】

益气养血健脾。方用人参养荣汤。药有党参，黄芪，白术，当归，茯苓，炙甘草，白芍，熟地，陈皮，桂心，五味子，远志，生姜，大枣。

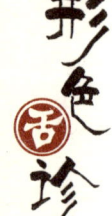

六十一、厌食

厌食是指小儿除外其他急慢性疾病的较长时期食欲不振或减退，甚至拒食的一种病症。厌食起病缓慢，病程较长，一般在1个月以上，多见于1至6岁的儿童。

本病属于中医学中的"恶食"、"伤食"、"食滞"等证的范畴。

中医辨证与舌象特征

1. 脾运失键

【舌象】

舌苔白或薄腻。

【形成原因】

饮食不节，喂养不当。患儿家长往往过分溺爱子女，恣意纵儿所好，片面追求高营养的食品、补品，过食甘、肥、黏、腻，加上小儿饮食不知自节，造成饮食质、量过度；或贪吃零食，饮食偏嗜，进食不定时皆可导致脾胃损伤。有些患儿起于其他疾病之后，与疾病耗损脾气有关。舌苔白或薄腻，为脾气不振，水湿、水谷难化之征。

【症状】

面色少华，不思纳食，或食而无味，拒进饮食，多食、迫食后有恶心、呕吐，脘腹作胀，形体偏瘦，精神状态一般无特殊异常，大小便基本正常，脉尚有力。

【治疗】

调脾助运。方用曲麦枳术丸。药有神曲，麦芽，枳实，白术。

2. 胃阴不足

【舌象】

舌质偏，舌苔光剥，或舌光红少津。

【形成原因】

素体阴虚，或热病伤耗阴津，或过食燥热食物，胃津受灼，皆致胃阴不足，导致厌食。舌质偏红，舌苔光剥，或舌光红少津，为胃阴不足，津不上承之征。

【症状】

口干多饮，不喜进食，皮肤干燥，缺乏润泽，大便多干结，脉细。

【治疗】

养胃生津。方用养胃增液汤。药有石斛，乌梅，北沙参，玉竹，甘草，白芍。

3. 脾胃气虚

【舌象】
舌质淡，舌苔薄净或薄白。

【形成原因】
厌食日久，或久病耗伤，或先天不足，脾胃之气受损而致。舌质淡，苔薄净或薄白，为脾胃气虚，气血两虚之象。

【症状】
精神较差，面色萎黄，形体瘦弱，容易出汗。除厌食、拒食外，若进食稍多，或进食较难消化的食物，则大便夹有不消化的残渣，或大便不成形。

【治疗】
健脾益气。方用参苓白术散。药有人参，茯苓，白术，白扁豆，薏苡仁等。

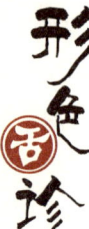

六十二、遗尿

遗尿，亦称尿床，是小儿睡中小便自遗，醒后方觉的一种疾病。

中医辨证与舌象特征

1. 下元虚寒

【舌象】
舌质淡，苔白。

【形成原因】
先天禀赋不足，或病后失调，以致肾气不足，下元虚冷，不能温养膀胱约制水道，而为遗尿。舌质淡，苔白，为虚寒之象。

【症状】
睡中经常遗尿，多则一夜数次，醒后方觉，神疲乏力，肢凉怕冷，下肢无力，腰腿酸软，智力较差，小便清长，脉沉迟。

【治疗】
温补肾阳，固涩小便。方用菟丝子散。药有菟丝子，鸡内金，肉苁蓉，牡蛎，附子，五味子。

2. 脾肺气虚

【舌象】
舌质淡，或胖嫩，苔薄。

【形成原因】
大病久病之后，失于调养，致使脾肺气虚，膀胱约束失职，小便自遗。舌质淡，或胖嫩，苔薄，为气虚之征。

【症状】
睡中遗尿，量不多但次数频，神疲乏力，少气懒言，面色苍黄，食欲不振，大便溏稀，常自汗出，脉弱。

【治疗】
健脾益气，升阳固摄。方用补中益气汤合缩泉丸。药有人参，黄芪，白术，升麻，益智仁等。

3. 肝经湿热

【舌象】
舌质红，苔黄腻。

【形成原因】
或因疾病影响，或因饮食失调，以致湿热内蕴，郁于肝经，热郁化火，迫注膀胱而致遗尿。舌质红，苔黄腻，为湿热内蕴之象。

舌为心之苗，脾之外候，苔由胃气所生

【症状】

睡中遗尿，尿量不多，次数亦较少，但尿味腥臊难闻，尿色黄，平时性情急躁，易怒易烦，或夜间梦呓龂齿，夜卧易惊，唇红，脉滑数有力。

【治疗】

泻肝清热。方用龙胆泻肝汤。药有龙胆草，泽泻，木通，黄芩等。

六十三、水痘

水痘是由病毒引起的急性传染病。因其传染性强，容易造成流行。临床上以发热、皮肤分批出现丘疹、疱疹、结痂为其特征，本病一年四季都有发生，但多见于冬春两季。

水痘，在中医学中也称水痘。

中医辨证与舌象特征

1. 风热轻证

【舌象】

舌苔薄白。

【形成原因】

外感水痘邪毒，由口鼻侵入，蕴郁肺脾，外发肌表而成本病。舌苔薄白，为病情初起、较轻，舌象变化不明显。

【症状】

发热轻微，或无热，鼻塞流涕，伴有喷嚏及咳嗽，1～2日出疹，疹色红润，疱浆清亮，根盘红晕不明显，点粒稀疏，此起彼伏，以躯干为多，脉浮数。

【治疗】

疏风清热解毒。方用银翘散。药有银花，连翘，竹叶，薄荷，牛蒡子等。

2. 毒热重证

【舌象】

舌质红绛，舌苔黄糙而干。

【形成原因】

邪毒内犯，营热内炽。舌质红绛，苔黄糙而干，为毒热炽盛之象。

【症状】

高热不退，烦躁不安，口渴欲饮，面红目赤，水痘分布较密，根盘红晕较著，疹色紫暗，疱浆混浊，或伴有牙龈肿痛，口舌生疮，大便干结，小便黄赤，脉洪数。

【治疗】

清热凉营解毒。方用清胃解毒汤。药有升麻，黄连，丹皮，生地，黄芩，石膏。

六十四、流行性腮腺炎

流行性腮腺炎是腮腺炎病毒引起的急性传染病，以发热、腮腺肿痛为主要特征。本病一年四季都有发生，但冬春两季易于流行。学龄儿童发病率较高。

腮腺炎，在中医学中称痄腮。

中医辨证与舌象特征

1. 温毒在表

【舌象】
舌苔薄白或淡黄。

【形成原因】
外感风温邪毒,从口鼻而入,结于腮部而成本病。舌苔薄白或淡黄,为感受温毒,病邪在表之象。

【症状】
轻微发热恶寒,一侧或二侧耳下腮部漫肿疼痛,咀嚼不便,或有咽红,脉浮数。

【治疗】
疏风清热,散结消肿。方用银翘散。药有银花,连翘,荆芥,牛蒡子等。

2. 热毒蕴结

【舌象】
舌质红,舌苔黄。

【形成原因】
温邪入里,热毒亢盛,全身症状和局部腮肿都较明显,属于重证。舌质红,舌苔黄,为里热之征。

【症状】
高热烦躁,头痛,口渴饮水,食欲不振,或伴呕吐,腮部漫肿、胀痛、坚硬拒按,咀嚼困难,咽红肿痛,脉象滑数。

【治疗】
清热解毒,软坚散结。方用普济消毒饮。药有黄芩,黄连,连

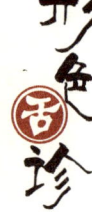

正常舌象,淡红舌,薄白苔

翘，桔梗等。

六十五、猩红热

猩红热是由溶血性链球菌所致的急性呼吸道传染病，病人以突发高热、咽喉肿痛，全身布有弥漫性猩红色皮疹为特征。本病冬春季节为多见。2至8岁的儿童发病率较高。

猩红热在中医学中称为"丹痧"、"烂喉痧"。

中医辨证与舌象特征

1. 邪侵肺卫

【舌象】
舌质红，苔薄白或薄黄。

【形成原因】
病邪从口鼻侵入，蕴于肺胃，上攻咽喉，外透肌表，而成本病。舌质红，苔薄白或薄黄，为病邪在表之象。

【症状】
发热骤起，头痛畏寒，灼热无汗，咽部红肿疼痛，可影响吞咽，皮肤潮红，可见隐约细小红点，状如锦纹，脉浮数有力。

【治疗】
辛凉解肌，透痧利咽。方用解肌透痧汤。药有荆芥，蝉衣，射干，甘草，葛根，牛蒡子，马勃，桔梗，前胡，连翘，僵蚕，豆豉，竹茹，浮萍。

2. 毒在气营

【舌象】
见疹后的1～2天，舌质红刺，舌苔黄糙。3～4天后舌苔呈剥脱，舌面光红起刺，状如杨梅，又叫"杨梅舌"。

【形成原因】

病邪侵及气分；毒热化火，内燔重灼营血。痧毒初透时邪热在气，热盛伤津，故舌质红刺，舌苔黄糙；如毒热化火，内逼营血，津液被劫，胃阴亦耗，则舌苔剥脱，舌面光红起刺。

【症状】

高热不解，面赤口渴，咽喉肿痛，伴有糜烂白腐，皮疹密布，色红如丹，甚则色紫如瘀点。疹由颈、胸开始，继而弥漫全身，压之退色，脉数有力。

【治疗】

清气凉营，泻火解毒。方用凉营清气汤。药有水牛角，鲜石斛，黑山栀，丹皮，鲜生地，薄荷，黄连，赤芍，玄参，石膏，甘草，连翘，竹叶，茅芦根，金汁。

3. 疹后阴伤

【舌象】

舌红少津。

【形成原因】

温邪多从火化，最易伤阴耗津，故后期常见肺胃阴伤之证。舌红少津，为阴津耗伤，阴虚内热之象。

【症状】

丹痧布齐后1～2天，开始皮肤脱屑，此时身热渐退，咽部糜烂疼痛亦渐减轻，但留有低热，唇口干燥，或伴有干咳，食欲不振。

【治疗】

养阴生津，清热润喉。方用沙参麦冬汤。药有沙参，麦冬，玉竹，天花粉等。

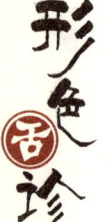

六十六、蛔虫病

蛔虫病是小儿一种常见的肠道寄生虫病。无论男女老幼都可感染，但以儿童发病率最高，尤其在广大农村。本病以食欲不振，面色萎黄，脐周疼痛，时作时止，大便下虫为主要特征。

中医辨证与舌象特征

1. 蛔虫证

【舌象】

本病舌象各有不同，比较典型的是舌尖红赤，舌体常见红色刺点，舌苔薄腻或花剥。

【形成原因】

小儿缺乏卫生知识，喜坐地玩耍，或接触不洁之物，双手沾染了蛔虫卵，随之又以手摄取食物，或食用未洗净的生冷瓜果，或饮用不洁之水，特别是小儿又常有吮手指的习惯，均能将虫卵带入口中而被咽下，引起感染。蛔虫寄生于体内，阻滞气机，蕴生湿热，损伤脾胃，耗伤气血。舌尖红赤，舌体有红色刺点，为胃肠热盛，湿热不化，熏蒸于上；舌苔薄腻，是内有湿浊；若舌苔花剥，提示气血亏损，湿浊未化。这一舌象均为湿热内蕴，毒素内生所致。

【症状】

轻者症状不明显，或偶有脐周腹痛，饮食不振，大便不调。患者面色萎黄，形体消瘦，腹痛时作时止，有时稍剧，胃中嘈杂，时吐清涎，或恶心呕吐，或吐蛔虫，精神委靡，睡眠不安，寐中龂齿，爱挖鼻孔，咬衣角，甚则嗜食泥土、茶叶、木炭等。有的患孩面部出现灰白色斑，巩膜出现庆小不等的蓝色斑点，下唇内出现粟粒样白色小颗粒。

【治疗】

驱蛔杀虫，调理脾胃。方用使君子散。药有使君子，苦楝子，白芜荑，甘草。

2. 蛔厥证

【舌象】
舌苔黄腻。

【形成原因】
蛔虫性动好窜，常喜扭结成团，故当人体脾胃功能失调，气机不和，上焦有热，脾胃虚寒时，蛔虫即易在腹中窜动。当钻入胆道时，形成胆道蛔虫症，称为"蛔厥"。舌苔黄腻，为湿热内蕴之象。

【症状】
具有蛔虫证一般症状。同时突然腹部绞痛，弯腰曲背，辗转不安，肢冷汗出，恶心呕吐，常吐出蛔虫。腹部绞痛时作时止，时剧时缓，疼痛主要位于胃部及右胁下，脉弦数。

【治疗】
安蛔定痛，继则驱虫。方用乌梅丸。药有乌梅，细辛，干姜，黄连，当归，附子，黄柏，桂枝，人参，川椒。

六十七、丹毒

丹毒是由溶血性链球菌从皮肤或黏膜的细微破损处侵犯皮内网状淋巴管，所引起的急性感染。表现为局部皮色鲜红，与周围健康组织界限清楚，焮热肿胀，迅速扩大，发无定处，数日内可逐渐痊愈。

本病在中医学亦称丹毒，发于头面者，又称"大头瘟"；发于胸腹腰胯的叫"内发丹毒"；发于小腿的叫"流火"。

中医辨证与舌象特征

1. 内热上扰

【舌象】
舌质红,苔薄黄。

【形成原因】
平素血热,郁于肌肤,复外感毒邪,由鼻腔黏膜、耳部、头皮破损引起,并夹有风热,而引起本病。舌质红,苔薄黄,为血热内蕴,邪热未甚之象。

【症状】
头面部红肿疼痛,身热恶寒,饮食差,口苦咽干,脉数。

【治疗】
散风凉血,清火解毒。方用普济消毒饮。药有黄芩,黄连,连翘,玄参,板蓝根等。

2. 肝经湿热

【舌象】
舌质红,苔黄腻。

【形成原因】
血热内蕴,郁于肌肤,复外感风湿毒热之邪,如皮肤擦破,毒邪乘隙而入,湿热蕴于肝经,发为本病。舌质红,苔黄腻,为湿热内蕴之象。

【症状】
本型多发于腰胁,红肿蔓延,口苦咽干,脉滑数

【治疗】
清肝泄热利湿。方用龙胆泻肝汤。药有龙胆草,泽泻,木通,车前子等。

舌为心之苗,脾之外候,苔由胃气所生

3. 湿热化火

【舌象】
舌微红，苔薄黄腻。

【形成原因】
血热内蕴，郁于肌肤，加之外感毒邪，多由趾间皮肤破损，足癣之湿邪感染而成本病。舌质微红，苔薄黄腻，为湿热之征。

【症状】
本型多发于下肢胫足，局部红肿掀热，痛如火燎，表面光亮，脉滑数。

【治疗】
利湿清热解毒。方用五神汤合萆薢渗湿汤。药有茯苓，金银花，牛膝，萆薢，薏苡仁等。

六十八、单纯性甲状腺肿

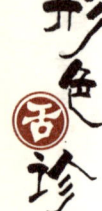

单纯性甲状腺肿是以缺碘引起的甲状腺肿大，亦称地方性甲状腺肿，俗称"大脖子"。
本病相当于中医学中的"瘿病"。

中医辨证与舌象特征

1. 气郁痰阻

【舌象】
舌苔薄白。

【形成原因】
居住于边远山区之人，由于饮水与食物中含碘不足，又因情志不畅，气滞痰凝，蕴结于颈部而成本病。舌苔薄白，为病情尚轻。

【症状】
平素情志郁闷，善太息，或烦躁易怒，颈部一侧或两侧弥漫肿大，皮色如常，逐渐加大，边缘不清，按之柔而不痛，有时能随喜怒而消长，脉弦。

【治疗】
疏肝理气，解郁消肿。方用四海舒郁丸。药有海蛤粉，海带，海藻，海螵蛸，昆布，陈皮，青木香。

2. 痰结血瘀

【舌象】
舌苔白腻。

【形成原因】
气机郁滞，津凝为痰，痰气交阻，日久则血行不畅，血脉瘀滞。气、痰、瘀壅结颈前，发为本病。舌苔白腻，为痰湿内停之象。

【症状】
甲状腺肿，神疲肢困，乏力少气，胸闷纳呆，脉濡。

【治疗】
理气活血，化痰软坚。方用海藻玉壶汤加减。药有海藻，陈皮，昆布，炙半夏，当归，川芎，甘草，海带，党参，白术。

六十九、乳腺纤维腺瘤

乳腺纤维腺瘤是乳腺小叶内纤维组织和腺上皮的良性肿瘤。其特点是乳中结核，形如丸卵，边界清楚，表面光滑，推之活动。高发于20至25岁的青年女性。

本病在中医学中属于"乳核"的范畴。

中医辨证与舌象特征

1. 肝气郁结

【舌象】
舌苔薄白。

【形成原因】
情志内伤,肝气郁结,或忧思伤脾,脾失运化,痰湿内生,气滞痰凝,结于乳房所致。舌苔薄白,为病情较轻之象。

【症状】
肿块较小,发展缓慢,不红、不热、不痛,推之可移,乳房不适,胸闷叹息,脉弦。

【治疗】
疏肝散结。方用逍遥散。药有柴胡,白术,白芍药,当归,茯苓等。

2. 血瘀痰凝

【舌象】
舌质暗红,苔薄腻。

【形成原因】
妇女冲任失调,气滞血瘀痰凝,积聚乳房而成本病。舌质暗红,苔薄腻,为气血运行不畅,痰湿内蕴之象。

【症状】
一般肿块较大,坚实木硬,重坠不适,烦闷急躁,或有月经不调,痛经等症,脉弦细。

【治疗】
疏肝活血,化痰散结。方用逍遥散合桃红四物汤。药有柴胡,白

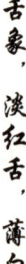

正常舌象,淡红舌,薄白苔……

术，白芍药，桃仁，红花等。

七十、乳腺增生病

乳腺增生病是一种乳腺组织的良性增生性疾病。其特点是乳房肿块，月经之前肿痛加重，经后减轻，好发于20至45岁的女性。

本病在中医学中属于"乳癖"的范畴。

中医辨证与舌象特征

1. 肝郁痰凝

【舌象】
舌苔薄黄。

【形成原因】
情志不遂，郁怒伤肝，肝气郁结，久而化热，热灼津液为痰，气滞痰凝血瘀，形成乳房肿块。舌苔薄黄，为里热之征。

【症状】
多见于青壮年妇女。乳房肿块常随喜怒而消长，伴有胸闷胁胀，心烦易怒，失眠多梦，口苦，脉弦滑。

【治疗】
疏肝解郁，化痰散结。方用逍遥蒌贝散。药有柴胡，当归，白芍，白术，栝楼，贝母，半夏，南星，生牡蛎，山慈姑。

2. 冲任失调

【舌象】
舌质淡，苔白。

舌为心之苗，脾之外候，苔由胃气所生

【形成原因】

冲任二脉起于胞宫，冲任之气血，上行为乳，下行为月经，若冲任失调，气血瘀滞，积聚于乳房而成本病。舌质淡，苔白，为气血两虚之征。

【症状】

多见于中年妇女。乳房肿痛月经之前加重，经后缓减，伴有腰酸倦怠，月经失调，量少色淡，或闭经，脉沉细。

【治疗】

调摄冲任。方用二仙汤合四物汤。药有仙茅，仙灵脾，当归，白芍药，川芎等。

七十一、胆囊炎与胆石症

胆囊炎与胆石症是外科中的常见病。胆囊炎使胆汁排泄受阻，形成结石，而胆结石所引起的不同程度的梗阻，又导致胆囊炎，两者发病常互为因果，且症状又很相似，以上腹部疼痛为其特点，故合并叙述。

本病在中医学中属于"胆胀"、"胁痛"的范畴。

中医辨证与舌象特征

1. 肝郁气滞

【舌象】
舌苔薄黄或腻。

【形成原因】

情志抑郁，肝气郁结，累及胆腑，胆汁疏泄不畅，久郁蕴热，发为本病。舌苔薄黄，为内有郁热之象。若舌苔腻，为肝郁气滞，内有湿浊之征。

【症状】
右胁处持续性胀痛或绞痛，痛连肩背，兼有胸闷脘胀，嗳气，恶心呕吐，常因情志变化、饮食不节而诱发或加重，脉弦紧而数。

【治疗】
疏肝理气，清热利湿。方用金铃子散合大柴胡汤。药有金铃子，延胡索，柴胡，黄芩，半夏等。

2. 肝胆湿热

【舌象】
舌质红，苔黄腻。

【形成原因】
饮食偏嗜，多食油腻厚味，伤及脾胃，痰湿中阻，气郁化热，湿热内蕴，胆腑不通，发为本病。舌质红，苔黄腻，为内有湿热之征。

【症状】
右胁绞痛或胀痛，胸腹闷胀，恶心呕吐，口苦心烦，大便黏滞，小便短赤，或见黄疸，脉弦滑数。

【治疗】
清热利湿，疏肝利胆。方用茵陈蒿汤合大柴胡汤。药有茵陈蒿，山栀，大黄，柴胡，黄芩等。
有结石者，加金钱草、海金砂。

七十二、前列腺增生症

前列腺增生症，又称前列腺肥大，是男性老年病，40岁以上男子病理上均有不同程度的前列腺增生，50岁以后才逐渐出现症状。在病理上本病实为增生，而并非肥大。主要症状是尿频，排尿困难，急性尿闭，或尿失禁；早期往往仅为夜尿次数增多。

本病在中医学中属于"癃闭"的范畴。

中医辨证与舌象特征

1. 湿热下注

【舌象】
舌质红，舌苔根部黄腻。

【形成原因】
过食辛辣厚味，酿湿生热，湿热不解，下注膀胱；或感受湿热，日久入里，而形成本病。舌质红，舌苔根部黄腻，为下焦湿热之象。

【症状】
小便频数，点滴不尽，茎中灼热刺痛，尿色黄赤或见尿血，脘腹胀满，渴不欲饮，烦躁不安，大便不畅或干结，脉滑数。

【治疗】
清热利湿。方用八正散。药有木通，车前子，篇蓄，瞿麦，滑石等。

2. 阴虚火旺

【舌象】
舌质红，苔少。

【形成原因】
年老体弱，或久病体虚，下焦积热，日久不愈，津液耗损，导致肾阴不足，形成本病。舌质红，苔少，为阴虚内热之象。

【症状】
尿少黄赤，溺癃不爽，欲解不得，或闭塞不通，咽干口渴，手足心热，耳鸣眩晕，面赤火升，心烦不眠，少腹胀满，大便干结，脉细数。

【治疗】

滋阴降火。方用猪苓汤合知柏地黄汤。药有猪苓，茯苓，泽泻，阿胶，滑石，知母，黄柏等。

3. 肾阳衰惫

【舌象】

舌质淡，苔白。

【形成原因】

久病损伤肾阳，或纵欲伤肾，或年迈体衰，肾阳不足，而致尿不得出，形成本病。舌质淡，苔白，为阳虚之象。

【症状】

小便不通，或点滴不畅，排出无力，面色㿠白，神色怯弱，腰膝酸软，形寒肢冷，脉沉细而弱。

【治疗】

温补肾阳，化气利尿。方用济生肾气丸。药有地黄，山药，山茱萸，丹皮，茯苓等。

七十三、带状疱疹

带状疱疹是由病毒引起的红斑上起成群水疱，伴不同程度神经疼痛的急性传染病。其特点是：集簇性水疱，排列成带状，沿一侧周围神经分布区出现，伴有刺痛和淋巴结肿大。

本病在中医学中，因其皮肤上有红斑水疱，累累如串珠，每多缠腰而发，故名"缠腰火丹"，或"火带疮"；其疹走行如蛇，又名"蛇串疮"或"蛇丹"；俗称"蜘蛛疮"。

舌为心之苗，脾之外候，苔由胃气所生

中医辨证与舌象特征

1. 热重于湿型

【舌象】
舌质红,苔薄黄。

【形成原因】
肝气郁结,久而化火,火热妄动,又因外受毒邪而诱发。毒邪与肝火相搏,蕴积肌肤而成本病。舌质红,苔薄黄,为内热之象。

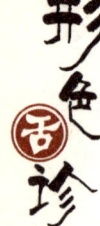

【症状】
局部皮色鲜红,水疱疱壁紧张,灼热刺痛明显,自觉口苦咽干,口渴纳差,烦躁易怒,大便干结,小便黄赤,脉弦滑数。

【治疗】
清热利湿,泻火解毒。方用龙胆泻肝汤。药有龙胆草,泽泻,木通,车前子,当归等。

2. 湿重于热

【舌象】
舌质红,苔黄白厚腻。

【形成原因】
因湿热内蕴,外受毒邪而诱发。毒邪与湿热相搏,蕴积肌肤而成本病。舌质红,苔黄白厚腻,为湿热蕴结之象。

【症状】
皮疹淡红,起黄白水疱,疮破流水,疼痛略轻,口不渴或渴不欲饮,饮食差,大便溏,脉濡滑略数。

【治疗】
健脾利湿,清热解毒。方用除湿胃苓汤。药有苍术,厚朴,陈皮，猪苓，泽泻，赤茯苓，白术，滑石，防风，山栀子，木通，肉桂，甘草，灯心草。

七十四、湿疹

湿疹是一种过敏性炎症性皮肤病。其特点是具有对称分布，皮疹形态多样，剧烈瘙痒，易复发。

本病在中医学中属于"湿疮"的范畴。

中医辨证与舌象特征

1. 湿热浸淫

【舌象】
舌质红，苔薄白或黄。

【形成原因】
饮食不节，嗜酒成癖，或过食辛辣、荤腥动风之品，脾失健运，湿热内生，加之外感风邪，内外两邪相搏，风湿热邪浸淫肌肤，而成本病。舌质红，苔薄白或黄，为内有湿热，外感风邪之象。

【症状】
发病急，皮损潮红灼热，瘙痒无休，渗液流汁，伴身热，心烦，口渴，大便干，尿短赤，脉滑或数。

【治疗】
清热利湿。方用龙胆泻肝汤合萆薢渗湿汤。药有龙胆草，泽泻，木通，车前子，萆薢等。

2. 脾虚湿蕴

【舌象】
舌质淡，苔白或腻。

【形成原因】

饮食不节，过食生冷，损伤脾阳，水湿内生，湿邪偏盛，致生本病。舌质淡，苔白或腻，为脾阳虚，水湿内停之象。

【症状】

发病较缓，皮损潮红，瘙痒，抓后糜烂渗出，可见鳞屑，伴有纳少，神疲，腹胀，便溏，脉弦缓。

【治疗】

健脾利湿。方用除湿胃苓汤。药有苍术，厚朴，陈皮，猪苓等。

3. 血虚风燥

【舌象】

舌质淡，苔白。

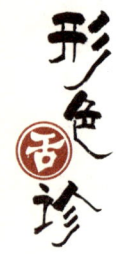

【形成原因】

久病耗伤阴血，血虚生风生燥，肤失濡养，致生本病。舌质淡，苔白，为血虚之象。

【症状】

病情反复发作，皮损肥厚干燥，有鳞屑，或呈苔藓样变，瘙痒剧烈，有抓痕及结痂，脉弦细数。

【治疗】

清热祛风，养血润燥。方用消风散合当归饮子。药有当归，生地，防风，蝉衣，川芎等。

七十五、痤疮

痤疮是一种毛囊与皮脂腺的慢性炎症性皮肤病。因颜面、胸、背等处生丘疹如刺，可挤出白色碎米样粉脂，所以又称粉刺。

本病在中医学中也称为粉刺。

中医辨证与舌象特征

1. 肺经风热

【舌象】
舌质红,苔薄黄。

【形成原因】
青年人生机旺盛,血气方刚,加之阳热偏盛,日久营血渐热,肺经风热熏蒸,蕴阻肌肤,而成本病。舌质红,苔薄黄,为阳热内盛,风热熏蒸之象。

【症状】
颜面潮红,丘疹色红、焮热、疼痛,或有脓疱,脉细数。

【治疗】
疏风宣肺清热。方用枇杷清肺饮。药有人参,枇杷叶,甘草,黄连,桑白皮,黄柏。

2. 肠胃湿热

【舌象】
舌苔黄腻。

【形成原因】
偏嗜辛辣,过食肥甘厚味,鱼腥海味,内生湿热,结于肠内,湿热循经上蒸,外发面部,而成本病。舌苔黄腻,为湿热蕴结之象。

【症状】
皮疹红肿疼痛,伴有溲赤便秘,纳呆腹胀,脉滑数。

【治疗】
清热化湿通腑。方用茵陈蒿汤。药有茵陈蒿,山栀子,大黄。

3. 脾失健运

【舌象】
舌苔薄白而滑。

【形成原因】
饮食不节，运化失调，水湿内停，日久成痰，湿郁化热，湿热夹痰，凝滞肌肤，而成本病。舌苔薄白而滑，为脾阳不振，水湿内停之象。

【症状】
皮疹色红不鲜，反复发作，或结成囊肿，伴有纳呆、便溏，神疲乏力，脉濡滑。

【治疗】
健脾化湿。方用参苓白术散。药有人参，茯苓，白术，桔梗，薏苡仁等。

七十六、痱子

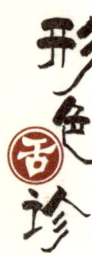

痱子是由于外界环境中气温高而湿度大，出汗过多，不易蒸发，汗孔闭塞，产生的皮疹，是炎热夏季的常见病、多发病。

在中医学文献中有"痱"、"沸子"、"痤痱"的记载。

中医辨证与舌象特征

1. 暑湿蕴结

【舌象】
舌质红，苔黄腻。

【形成原因】

盛夏时节，暑热夹湿，蕴结肌肤，毛窍郁塞，乃生痱疱；或热盛汗出，以冷水洗浴，毛孔骤闭，热气郁于皮腠之间，亦生本病。舌质红，苔黄腻，为湿热内蕴之象。

【症状】

皮肤潮红，发出粟粒大小丘疹及丘疱疹，密度成片，刺痒无度，面红口渴，心烦、溲赤，脉滑数。

【治疗】

清热解暑化湿。方用清暑益气汤。药有西洋参，石斛，麦冬，黄连，竹叶等。

2. 湿热郁蒸

【舌象】

舌苔黄腻。

【形成原因】

久病卧床，或高热汗出不解，湿热郁蒸，外达肌表，郁于肌肤，而成本病。舌苔黄腻，为湿热内郁之象。

【症状】

见于高热并有大量汗出，长期卧床，过度虚弱者，胸腹发出皮疹，形如粟米，胸闷呕恶，身痛，脉濡。

【治疗】

清热利湿，透邪外达。方用薏苡竹叶散。药有薏苡仁，竹叶，白蔻仁，滑石，黄芩，连翘，茯苓，通草。

舌为心之苗，脾之外候，苔由胃气所生

七十七、黄褐斑

黄褐斑是一种以面部发生黄褐斑片为特征的皮肤病。由于妊娠妇女及肝病患者常有黄褐斑，故又有妊娠斑、肝斑之称。因为黄褐斑的形状常似蝴蝶，所以又名蝴蝶斑。

本病在中医学中属于"黧黑斑"的范畴。

中医辨证与舌象特征

1. 肝脾不和

【舌象】
舌苔白。

【形成原因】
情志不遂，郁怒伤肝，肝失条达，横逆犯脾；或饮食不节、劳倦伤脾，脾失健运而反侮于肝，形成肝郁脾虚，气血悖逆，不能上荣于面，故发生黄褐斑。舌苔白，为肝郁脾虚之象。

【症状】
面部生有对称浅褐至深褐色斑片，大小不等，境界易辨，边缘不整，状如地图或蝴蝶，伴有胸脘痞闷，两胁胀痛，腹胀便溏，妇女经血不调，脉弦。

【治疗】
舒肝理脾。方用逍遥散。药有柴胡，白术，白芍药，当归，茯苓等。

2. 脾气虚

【舌象】
舌质淡，苔白。

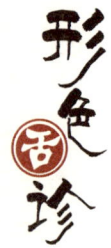
正常舌象，淡红舌，薄白苔

【形成原因】

饮食不节，劳倦过度；或忧思日久，损伤脾土；或久病体衰，调养失慎，气血不调，致生本病。舌质淡，苔白，为脾气虚弱之象。

【症状】

面部生有对称灰褐色斑片，形如蝴蝶，境界模糊，其色自边缘向中心逐渐加深，伴有乏力气短，腹胀纳差，脉缓弱。

【治疗】

温阳健脾。方用四君子汤。药有党参，白术，茯苓，甘草。

3. 肾阴虚

【舌象】

舌质红，苔少。

【形成原因】

虚劳久病，耗损肾阴，或房事不节，阴精内损，虚火上炎，血虚不能荣于面，而生本病。舌质红，苔少，为阴虚内热之象。

【症状】

面部生有对称黑褐色斑片，大小不定，形状不规则，境界鲜明，伴有头昏耳鸣，腰酸腿软，五心烦热，脉细数。

【治疗】

滋补肾阴。方用六味地黄丸。药有熟地黄，山药，茯苓，丹皮，山茱萸等。

七十八、斑秃

斑秃是以头发突然发生斑状脱落，头皮正常，无自觉症状为特征的皮肤病。

舌为心之苗，脾之外候，苔由胃气所生

本病在中医学中属于"油风"的范畴。因常突然发生，无明显诱因，如神差鬼使，故又名"鬼剃头"。

中医辨证与舌象特征

1. 血虚风燥

【舌象】
舌苔薄白。

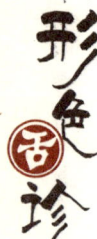

【形成原因】
思虑劳神太过，阴血暗耗，血虚不能濡养皮肤，以致毛孔开张，风邪乘虚袭入，风盛血燥，发失所养而成片脱落。舌苔薄白，为风邪袭表之征。

【症状】
起病突然，多在无意中发现，头发脱落，呈圆形或不规则形，小如指甲，大如钱币或更大，数目不等，皮肤光滑而亮。脱发时间较短，有轻度瘙痒，伴有头昏、失眠，脉细数。

【治疗】
养血祛风。方用神应养真丹。药有当归，川芎，白芍，天麻，羌活，熟地，木瓜，菟丝子。

2. 气滞血瘀

【舌象】
舌有瘀斑。

【形成原因】
情志抑郁，肝气郁结，过分劳累，心气耗伤，气滞血瘀，毛发失养而致脱发。舌有瘀斑，为气血运行不畅之征。

【症状】
头发脱落，日久不生，可伴有头痛，胸胁疼痛，面色晦暗，夜难安眠，妇女可有经血不调，脉细涩。

【治疗】
理气活血。方用逍遥散合通窍活血汤。药有柴胡，白芍，当归，川芎，红花等。

3. 肝肾不足

【舌象】
舌质淡，苔剥。

【形成原因】
久病失调，情志内伤，或房事不节，皆可造成肝肾不足。肝藏血，发为血之余；肾主骨，其荣在发，肝肾不足，因而导致脱发。舌质淡，苔剥，为血虚之象。

【症状】
平素头发焦黄，或兼花白，头发成片脱落，反复不愈，伴有头昏、耳鸣、失眠、腰膝酸软，脉细。

【治疗】
补益肝肾。方用七宝美髯丹。药有炙首乌，牛膝，补骨脂，茯苓，菟丝子，当归身，枸杞子。

七十九、白发

白发是一种以头发部分或全部变白为特征的皮肤病。

本病可分为先天性白发和后天性白发两种。先天性白发常有家族遗传病史。后天性白发可表现为局部斑状白发，或白发夹杂于正常黑发之中，亦可以全部黑发变白。我国人发生白发的年龄在40至50岁左右。

舌为心之苗，脾之外候，苔由胃气所生

中医辨证与舌象特征

1. 精血亏虚

【舌象】
舌质淡。

【形成原因】
多因禀赋不足，精血亏虚，精亏则不能化生阴血，血虚则毛发失于荣养，以致毛发变白。舌质淡，为气血两虚之象。

【症状】
出生之时，或生后不久，即有毛发色白；或人到中年，发鬓斑白，逐渐头发花乃至毛发全白；或少数青少年头发花白，伴有头昏眼花，腰膝酸软。

【治疗】
补益精血，滋肾乌发。方用七宝美髯丹。药有炙首乌，牛膝，补骨脂，茯苓，菟丝子等。

2. 血热偏盛

【舌象】
舌质红。

【形成原因】
情志失调，所愿不遂，或烦恼焦虑，忧思恐惧，气机逆乱；或过食辛辣炙煿，血热内蕴，以致肝旺血燥，毛发失于濡养而变白。舌质红，为里热之征。

【症状】
多见于青少年，头发焦黄，渐变花白或早白，伴烦躁易怒，失眠多梦，头皮时觉烘热，脉数。

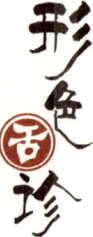

正常舌象，淡红舌，薄白苔

【治疗】

凉血清热，补益肝肾。方用乌发丸。药有丹皮，赤芍，当归，生地黄，女贞子，侧柏叶，黑豆衣，黑芝麻。

八十、沙眼

沙眼是一种慢性传染性眼病，卫生习惯不良，居住条件差，生活水平低，营养状况欠佳的地区发病率高。

本病在睑结膜面有滤泡及乳头增生，颗粒累累，色红而坚，状若花椒，故中医称为椒疮。

中医辨证与舌象特征

1. 风热客睑

【舌象】
舌苔薄白。

【形成原因】
外感风热，上壅胞睑，结为红赤颗粒而成本病。舌苔薄白，为风热客睑，病情尚轻之象。

【症状】
眼痒涩不适，羞明流泪，睑内微红，有少量红赤颗粒。

【治疗】
疏风清热。方用银翘散。药有银花，连翘，桔梗，薄荷，淡竹叶等。

2. 脾胃热盛

【舌象】
舌苔黄。

舌为心之苗，脾之外候，苔由胃气所生

【形成原因】

脾胃内热，复感风邪，内外合邪，上攻胞睑，而成本病。舌苔黄，为脾胃热盛之象。

【症状】

眼涩痒痛，眵泪胶粘，睑内红赤，颗粒较多。

【治疗】

清脾胃，散风邪。方用除风清脾饮。药有广陈皮，连翘，防风，知母，元明粉，黄芩，元参，黄连，荆芥，大黄，桔梗，生地黄。

3. 血热壅滞

【舌象】

舌质红绛，苔黄。

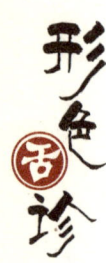

【形成原因】

脾胃热盛，热入血分，循经上攻，壅滞胞睑，而成本病。舌质红降，苔黄，为热入血分之象。

【症状】

胞睑厚硬，睑内颗粒累累，疙瘩不平，红赤显著，眼睑重坠难开，眼内刺痛灼热，沙涩羞明，生眵流泪，黑睛赤膜下垂。

【治疗】

凉血散瘀。方用归芍红花散。药有当归，大黄，栀仁，黄芩，红花，赤芍药，甘草，白芷，防风，生地黄，连翘。

八十一、睑腺炎

睑腺炎是细菌感染所致，眼睑生的小疖肿，局部红肿，形若麦粒，易于溃脓的眼病，又称麦粒肿。

本病相当于中医学中的"针眼"。在中医眼科中常用针刺破而治愈，故称为针眼。

中医辨证与舌象特征

1. 风热外袭

【舌象】
舌苔薄白。

【形成原因】
外感风热毒邪，客于胞睑而化热，热毒聚结，形成疮疖。舌苔薄白，为风热袭表之象。

【症状】
疾病初起，胞睑红肿痒痛，形如麦粒，伴有头痛，发热，全身不适等，脉浮数。

【治疗】
疏风清热。方用银翘散。药有银花，连翘，桔梗，薄荷，淡竹叶等。

2. 热毒上攻

【舌象】
舌苔黄。

【形成原因】
过食辛辣厚味，脾胃积热，循经上攻胞睑，气血凝滞，而生疖肿。舌苔黄，为热毒内蕴之征。

【症状】
胞睑红肿，硬结赤红，灼热疼痛，或出现结软化脓，或脓成自破，伴有口渴喜饮，溲赤便秘，脉数。

舌为心之苗，脾之外候，苔由胃气所生

【治疗】

清热泻火解毒。方用泻黄散合清胃散加减。药有藿香，山栀仁，石膏，甘草，防风，当归身，黄连，生地黄，牡丹皮，升麻。

3. 脾胃伏热

【舌象】
舌苔薄黄。

【形成原因】
原患针眼，余邪未清，脾胃伏热，不时上攻胞睑而反复发作。舌苔薄黄，为脾胃伏热之象。

【症状】
针眼反复发作，但诸症不重。

【治疗】
清解脾胃伏热。方用清脾散。药有薄荷叶升麻，山栀仁（炒），赤芍药，枳壳，黄芩，广陈皮，藿香叶，防风，石膏，甘草。

八十二、耳鸣

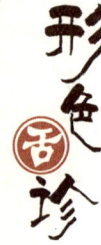

耳鸣，即耳中鸣响，但外界并无相应的声源存在，是多种耳科疾病的症候群之一，也可单独成为一个疾病。

中医辨证与舌象特征

1. 肝火上扰

【舌象】
舌质红，苔黄。

【形成原因】

暴怒伤肝,或情志抑郁,肝气郁结,郁而化火,肝胆之火上扰清窍,而致耳鸣。舌质红,苔黄,为肝胆火盛之象。

【症状】

耳鸣如闻潮声,或如风雷声,耳聋时轻时重,每于郁怒之后耳鸣耳聋突发加重,兼有耳胀耳痛,头痛,眩晕,目红面赤,口苦咽干,夜寐不安,烦躁不宁,胁痛,大便秘结,小便黄,脉弦数有力。

【治疗】

清肝泄热,开郁通窍。方用龙胆泻肝汤。药有龙胆草,栀子,黄芩,泽泻等。可加石菖蒲。

2. 痰火郁结

【舌象】

舌质红,苔黄腻。

【形成原因】

过食醇酒厚味,脾胃受伤,聚湿成痰,痰郁化火,痰火上壅,阻塞气道,蒙蔽清窍,而致耳鸣。舌质红,苔黄腻,为痰火之象。

【症状】

两耳蝉鸣不息,或"呼、呼"作响,有时闭塞憋气,听音不清,头昏沉重,胸脘闷满,咳嗽痰多,口苦或淡而无味,二便不畅,脉弦滑。

【治疗】

清火化痰,和胃降浊。方用加味二陈汤药有法半夏,陈皮,茯苓,甘草,黄芩,黄连,薄荷,生姜。

3. 肾精亏损

【舌象】

舌质红,苔少。

【形成原因】

身体素虚，或病后精气失充，恣情纵欲，均可导致肾精亏损，不能上充于清窍，以致耳鸣。舌质红，苔少，为阴虚内热之象。

【症状】

耳内常闻蝉鸣之声，昼夜不息，夜间较甚，以致虚烦失眠，听力逐渐下降，兼见头晕目暗，腰膝酸软，男子遗精，女子则白淫，食欲不振，脉细数。

【治疗】

补肾益精，滋阴潜阳。方用耳聋左慈丸。药有熟地黄，淮山药，山萸肉，牡丹皮，泽泻，茯苓，五味子，磁石，石菖蒲。

八十三、鼻窦炎

鼻窦炎是以鼻流浊涕，如泉下渗，量多不止为主要特征的鼻病。本病常伴有头痛、鼻塞、嗅觉减退等症，是鼻科的常见病、多发病之一。

本病与中医学中"鼻渊"病相似。

中医辨证与舌象特征

1. 急性鼻窦炎

◎ 肺经风热

【舌象】
舌苔薄黄。

【形成原因】

风热邪毒，袭肺犯鼻，灼伤鼻窍肌膜而为病。舌苔薄黄，为风热在表之征。

【症状】

涕黄或黏白而量多，鼻塞时作，嗅觉减退，头额胀痛，发热恶寒，咳嗽痰黄，脉浮数。

【治疗】

疏风清热，芳香通窍。方用苍耳子散。药有白芷，薄荷，辛夷花，苍耳子。可酌加黄芩、菊花、葛根、连翘。

◎ 胆腑郁热

【舌象】

舌质红，苔黄。

【形成原因】

情志不遂，恚怒失节，胆失疏泄，气郁化火，胆火上炎，灼伤鼻窍而为病。舌质红，苔黄，为胆经火热之象。

【症状】

鼻流浊涕，色黄而臭，鼻塞不通，不辨香臭，头痛剧烈，眉间及颧部叩压痛明显，发热、口苦、咽干、目眩、耳鸣耳聋，急躁易怒，脉弦数。

【治疗】

清泄胆热，利湿通窍。方用龙胆泻肝汤。药有龙胆草，栀子，黄芩，泽泻，车前子等。

◎ 脾胃湿热

【舌象】

舌质红，苔黄腻。

【形成原因】
嗜酒成癖，或过食高粱厚味，湿热内生，郁困脾胃，湿热上蒸，灼损鼻窍而为病。舌质红，苔黄腻，为脾经湿热之象。

【症状】
涕黄浊量多，沥沥不断，脓有臭味，鼻塞重，嗅觉差，脘胁胀闷，食欲不振，肢体困倦，脉滑数。

【治疗】
清脾泻热，利湿祛浊。方用黄芩滑石汤。药有黄芩，滑石，通草，茯苓，猪苓，大腹皮，白豆蔻。

2. 慢性鼻窦炎

◎ 肺气虚寒

【舌象】
舌质淡，苔薄白。

【形成原因】
久病体衰，病后失养，肺脏虚损，复为邪毒所犯，滞留于鼻窍而为病。舌质淡，苔薄白，为肺气虚寒之象。

【症状】
鼻涕白黏，鼻塞或重或轻，嗅觉减退，鼻内肌膜淡红、肿胀，鼻甲肥大。遇风冷等刺激，鼻塞、流涕加重。头昏脑涨，形寒肢冷，气短乏力，咳嗽有痰，脉缓弱。

【治疗】
温补肺气，疏散风寒。方用温肺止流丹。药有人参，荆芥，细辛，诃子，甘草，桔梗，鱼脑骨。可加苍耳子、辛夷、白芷。

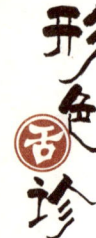

◎ 脾气虚弱

【舌象】

舌质淡，苔薄白。

【形成原因】

饮食不节，劳倦过度，思虑郁结，损伤脾胃，脾虚生湿，湿浊上泛，困结鼻窍而为病。舌质淡，苔薄白，为脾气虚弱之象。

【症状】

涕白黏稠，量较多而无臭味，鼻塞较重，嗅觉减退，鼻内肌膜淡红或红，肿胀较甚，肢困乏力，食少腹胀，便溏，面色萎黄，脉缓弱。

【治疗】

健脾益气，清利湿浊。方用参苓白术散。药有人参，茯苓，白术，桔梗，山药等。

八十四、鼻出血

鼻出血是多种疾病常见的症状之一，可单纯由鼻部的病变引起，也可能是全身性疾病在鼻部的表现。

本病中医称为鼻衄。

中医辨证与舌象特征

因鼻部损伤而引起的出血，其量可多可少。治疗以外治止血为主。可用冷敷法，即用冷水浸湿的毛巾，或冰袋敷于患者的前额或颈部。也可用压迫法，即用手指揉按患者头部前发际正中线3.33厘米至6.66厘米处，或紧紧捏一侧或两侧鼻翼，以达到止血目的。这里涉及的是因脏腑功能失调而引起的鼻出血。

舌为心之苗，脾之外候，苔由胃气所生

1. 肺经热盛

【舌象】
舌尖边红，苔薄白而干。

【形成原因】
肺开窍于鼻。外感风热或燥热之邪，邪热灼伤鼻窍脉络而致出血。舌尖边红，苔薄白而干，为肺脏有热，邪热在表之征。

【症状】
鼻中出血，点滴而出，色鲜红，量不甚多，鼻腔干燥，有焮热感，兼有咳嗽痰少，口干身热，脉浮数。

【治疗】
疏风清热，凉血止血。方用桑菊饮。药有桑叶，菊花，连翘，桔梗，芦根等。可加丹皮、白茅根、山栀炭等。

2. 胃热炽盛

【舌象】
舌质红，苔黄厚干。

【形成原因】
暴饮烈酒，或过食辛燥，以致胃热炽盛，火热内燔，迫血外溢。舌质红，苔黄厚干，为热盛伤阴之象。

【症状】
鼻中出血，量多，血色鲜红或深红，鼻内干燥，口干口臭，烦渴引饮，小便短赤，大便燥结，脉洪大而数。

【治疗】
清泄胃火，凉血止血。方用犀角地黄汤。药有犀角（可用水牛角代替），生地黄，丹皮，芍药。可酌加石膏、知母等。

3. 肝火上逆

【舌象】
舌质红，苔黄。

【形成原因】
情志不遂，肝气郁结，久郁化火；或暴怒伤肝，肝火上逆，迫血妄行而出血。舌质红，苔黄，为肝火之象。

【症状】
鼻出血量多，血色深红，头痛头晕，口苦咽干，胸胁苦满，面红目赤，急躁易怒，脉弦数。

【治疗】
清肝泻火，凉血止血。方用龙胆泻肝汤。药有龙胆草，栀子，黄芩，泽泻，柴胡等。可酌加羚羊角、仙鹤草等。

4. 肝肾阴虚

【舌象】
舌质嫩红，苔少。

【形成原因】
房事过度，耗伤肾精，或久病伤阴，肝肾不足，虚火上炎，伤及血络而出血。舌质嫩红，苔少，为阴虚火旺之象。

【症状】
鼻出血色红，时作时止，量不多，口干少津，头晕眼花，耳鸣，心悸，失眠，五心烦热，脉细数。

【治疗】
滋养肝肾，凉血止血。方用知柏地黄丸。药有知母，黄柏，熟地黄，山萸肉，山药等。可酌加藕节、阿胶等。

舌为心之苗，脾之外候，苔由胃气所生

5. 脾不统血

【舌象】

舌质淡，苔薄白。

【形成原因】

久病不愈，忧思劳倦，或饮食不节，损伤脾气，以致气不摄血而鼻出血。舌质淡，苔薄白，为脾气虚弱之象。

【症状】

鼻出血，渗渗而出，色淡红，量或多或少，而色不华，饮食减少，神疲懒言，脉缓弱。

【治疗】

健脾益气。摄血止血。方用归脾汤。药有党参，黄芪，白术，茯神，木香等。可酌加侧柏叶、地榆。

八十五、急性咽炎

急性咽炎是咽黏膜和黏膜下组织的急性炎症，以咽部红肿疼痛为其主要症状。

本病在中医学中属于"风热喉痹"的范畴。

中医辨证与舌象特征

1. 风热外侵

【舌象】

舌苔薄白，或微黄。

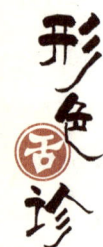

形色舌诊……正常舌象，淡红舌，薄白苔……

【形成原因】

常因气候急剧变化，起居不慎，风热邪毒乘虚侵犯，从口鼻直袭咽喉，形成本病。舌苔薄白，或微黄，为风热外袭，病情较轻之象。

【症状】

病初起时，咽部干燥灼热，微痛，吞咽感觉不利，其后疼痛逐渐加重，有异物阻塞感，全身有发热恶寒，头痛，咳嗽痰黄，脉浮数。

【治疗】

疏风清热，解毒利咽。方用疏风清热汤。药有荆芥，防风，牛蒡子，甘草，金银花，连翘，桑白皮，赤芍，桔梗，黄芩，天花粉，玄参，浙贝母。

2. 肺胃热盛

【舌象】

舌质红，苔黄。

【形成原因】

风热之邪外袭未解，以致邪热传里，病情转重。舌质红，苔黄，为肺胃热盛之征。

【症状】

咽部疼痛逐渐加剧，吞咽困难，言语艰涩，咽喉有梗塞感。咽部红肿，悬雍垂肿胀，两侧下颌角淋巴结肿大并有压痛。高热，口干喜饮，头痛剧，痰黄而黏稠，小便黄，大便秘结，脉数有力。

【治疗】

泄热解毒，利咽消肿。方用清咽利膈汤。药有连翘，栀子，黄芩，薄荷，牛蒡子，防风，荆芥，玄明粉，玄参，金银花，大黄。

八十六、急性扁桃体炎

急性扁桃体炎是由细菌或病毒引起的一种急性腭扁桃体炎症的疾病。本病因扁桃体红肿疼痛，甚则溃腐化脓，形如乳头或蚕蛾，所以在中医学称为"乳蛾"、"蛾风"。

中医辨证与舌象特征

1. 风热外侵

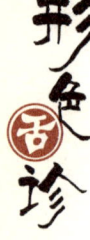

【舌象】
舌边尖红，苔薄白或微黄。

【形成原因】
风热邪毒，从口鼻侵入，咽喉首当其冲，邪毒搏结于喉核而致病。舌边尖红，苔薄白或微黄，为风热在表之征。

【症状】
咽部疼痛逐渐加剧。吞咽不便，咽喉干燥灼热，喉核红肿，连及周围咽部。并有发热恶寒，头痛鼻塞，咳嗽，肢体倦怠，脉浮数。

【治疗】
疏风清热，消肿利咽。方用疏风清热汤。药有荆芥，防风，牛蒡子，甘草，金银花等。

2. 肺胃热盛

【舌象】
舌质红赤，苔黄厚。

【形成原因】
外邪壅盛，乘势传里，肺胃热盛，火热上攻咽喉；或过食辛辣厚味，过饮醇酒，脾胃积热，复受风热侵犯，引动肺胃郁热，上攻咽喉，遂致肺胃热毒搏结于喉核，而成本病。舌质红赤，苔黄厚，为肺胃热盛之象。

【症状】

咽部疼痛剧烈，痛连耳根及颌下，吞咽困难，有堵塞感，或有声嘶。喉核红肿，表面有黄白色脓点，甚至咽窍红肿，颌下淋巴结肿大，压痛明显。全身并见高热、口渴引饮，咳嗽痰稠黄，口臭，腹胀，小便黄，大便秘结，脉洪大而数。

【治疗】

泄热解毒，利咽消肿。方用清咽利膈汤。药有连翘，栀子，黄芩，牛蒡子，玄明粉等。

八十七、急性喉炎

急性喉炎是喉黏膜的急性炎症，常为急性上呼吸道感染的一部分，又常继急性鼻炎、急性咽炎而发生。

本病在中医学中属于"急喉瘖"、"暴瘖"、"瘁瘖"等病的范畴。

中医辨证与舌象特征

1. 风寒束肺

【舌象】
舌苔薄白。

【形成原因】

风寒外袭，肺气壅遏，气机不利，风寒之邪凝聚于喉，致声门开合不利而发为本病。舌苔薄白，为风寒在表之象。

【症状】

卒然声音不扬，甚则嘶哑，或兼有咽喉微痛，吞咽不利，咽喉痒，咳嗽不爽，鼻塞流清涕，恶寒发热，头痛，无汗，口不渴，脉浮。

【治疗】
疏风散寒，宣肺开音。方用六味汤加味。药有桔梗，甘草，薄荷，荆芥穗，防风，僵蚕，苏叶，杏仁，蝉衣。

2. 风热侵袭

【舌象】
舌边微红，苔薄白或薄黄。

【形成原因】
风热外袭，内伤于肺，肺气不宣，邪热上蒸，结于喉咙，气血壅滞，声门开合不利，而为喉瘖。舌边微红，苔薄白或薄黄，为风热在表之象。

【症状】
病初起，喉内不适，干痒而咳，音低而粗，声出不利，或喉内有灼热疼痛感。并见发热恶寒，头痛，肢体怠倦，骨节疼痛，脉浮数。

【治疗】
疏风清热，利喉开音。方用疏风清热汤。药有荆芥，防风，牛蒡子，甘草，金银花等。

八十八、牙痛

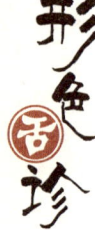

牙痛是口腔科疾病常见症状之一，无论是牙齿或牙周的疾病都可发生牙痛。

中医辨证与舌象特征

1. 风热牙痛

【舌象】
舌质红，苔白而干。

【形成原因】
风热侵袭，火郁牙龈，气血滞留，瘀阻脉络而发本病。舌质红，苔白而干，为风热袭表，火热伤津之象。

【症状】
牙齿疼痛，呈阵发性，遇风发作，患处得冷痛减，受热痛增，牙龈红肿，全身或有发热恶寒，口渴，脉浮数。

【治疗】
疏风清热，解毒消肿。方用薄荷连翘方。药有薄荷，牛蒡子，金银花，连翘，竹叶，绿豆衣，知母，生地黄。

2. 胃火牙痛

【舌象】
舌质红，苔黄厚。

【形成原因】
胃火素盛，又嗜食辛辣；或风热邪毒外犯，引动胃火循经上蒸牙床，伤及龈肉而为病。舌质红，苔黄厚，为胃腑热盛之象。

【症状】
牙齿疼痛剧烈，牙龈红肿较甚，或出脓渗血，肿连腮颊，头痛，口渴引饮，口气臭秽，大便秘结，脉象洪数。

【治疗】
清胃泻热，凉血止痛。方用清胃汤。药有石膏，黄芩，生地黄，牡丹皮，黄连，升麻。

舌为心之苗，脾之外候，苔由胃气所生

3. 虚火牙痛

【舌象】
舌质红，苔少。

【形成原因】
肾阴亏损，虚火上炎，结于齿龈而为病。舌质红，苔少，为阴虚内热之象。

【症状】
牙齿隐隐作痛或微痛，牙龈微红，微肿，久则龈肉萎缩，牙齿浮动，咬物无力，午后疼痛加重。全身可兼见腰酸痛，头晕眼花，口干不欲饮，脉细数。

【治疗】
滋阴益肾，降火止痛。方用知柏地黄丸。药有知母，黄柏，熟地黄，山萸肉，丹皮等。

八十九、复发性口腔溃疡

口腔溃疡是口腔黏膜上发生的浅层，如豆大的小溃疡点。有剧烈疼痛，常易周期性或无规律的反复发作，故又称为复发性口腔溃疡。

本病相当于中医学中的"口疮"病。

中医辨证与舌象特征

1. 心脾积热

【舌象】
舌质红，苔黄。

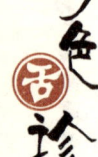

【形成原因】

过食辛辣厚味，或嗜饮醇酒，以致心脾积热，复感风、火、燥邪，热盛化火，上攻于口而发病；或因口腔不洁，或被损伤，毒邪乘机侵袭，黏膜腐烂而发病。舌质红，苔黄，为里热盛之象。

【症状】

口疮生于唇、颊、齿龈、舌面等处，如黄豆大小，呈圆形或椭圆形的黄白色溃烂点，中央凹陷，周围黏膜鲜红、微肿、溃点数目较多，甚者融合成小片，有灼热疼痛感，说话或进食时加重，可兼见发热，口渴口臭，小便黄赤，脉数。

【治疗】

清热解毒，消肿止痛。方用凉膈散。药有大黄，芒硝，甘草，栀子，薄荷，竹叶，连翘，黄芩。

2. 阴虚火旺

【舌象】

舌质红，苔少。

【形成原因】

素体虚弱，加以病后或劳碌，亏耗真阴，虚火旺盛，上炎口腔而发病。舌质红，苔少，为阴虚火旺之征。

【症状】

口腔黏膜溃烂成点，溃点数量较少，一般1～2个，溃面呈灰白色，周围肌膜颜色淡红或不红。溃疡反复发作。微有疼痛，饮食时疼痛较明显，口不渴饮，脉细数。

【治疗】

滋养阴血，清降虚火。方用四物汤加味。药有当归，白芍药，川芎，熟地黄，知母，黄柏，丹皮。

舌为心之苗，脾之外候，苔由胃气所生

九十、雪口病

雪口病是由白念珠菌感染引起的一种疾病。多见于婴儿与体弱者，表现为口腔、舌上满布白屑。

本病在中医学中称为鹅口疮。

中医辨证与舌象特征

1. 心脾积热

【舌象】
舌质红。

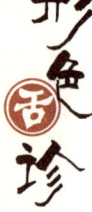

【形成原因】
婴儿口腔未注意清洁，为秽毒之邪所侵，心脾积热，熏灼口舌而发病。舌质红，为里热盛之象。

【症状】
口腔、舌面满布白屑，面赤唇红，烦躁不宁，叫扰啼哭，口干或渴，小便短赤，大便干结，脉滑。

【治疗】
清泄心脾积热。方用清热泻脾散。药有山栀，生石膏，黄连，黄芩，生地，赤苓，灯芯草。

2. 虚火上浮

【舌象】
舌质嫩红。

【形成原因】
婴儿先天禀赋不足，或因后天乳食调护失宜，或久病、久泻之后，肾阴亏损，虚火上浮而成病。舌质嫩红，为阴虚内热之象。

【症状】
口舌白屑稀散，周围红晕不著，或口舌糜烂，形体怯弱，面白颧红，神气困乏，口干不渴，或大便溏，脉细。

【治疗】
滋阴潜阳，引火归元。方用六味地黄丸加味。药有熟地黄，山药，山萸肉，茯苓，泽泻，丹皮，肉桂。

九十一、鼻咽癌

鼻咽癌是鼻咽部黏膜上皮发生的癌肿，为我国多发癌肿之一。

根据本病临床特点，鼻咽癌属于中医学"上石疽"、"失荣"病的范畴。

中医辨证与舌象特征

1. 气血痰瘀互结

【舌象】
舌质紫暗，边有瘀点，苔腻微黄。

【形成原因】
平素情志不遂，郁怒忧思，久伤肝脾，致使气机不利，气血痰瘀互结，发为癌瘤。舌质紫暗，边有瘀点，苔腻微黄，为气血痰瘀内结之象。

【症状】
癌瘤多呈块状或结节状隆起，色淡红或暗红，血丝缠绕，黏液附着，颈项淋巴结肿大，头痛，耳胀鼻塞，痰涕带血，胁胀痛，郁闷烦躁，脉弦滑。

【治疗】

行气活血祛瘀，化痰软坚散结。方用清气化痰丸合逍遥散加减。药有栝蒌仁，陈皮，黄芩，杏仁，枳实，茯苓，胆南星，半夏，姜汁，柴胡，三棱，莪术等。

2. 火毒困结

【舌象】
舌质红，苔黄厚。

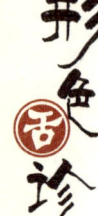

【形成原因】

癌瘤日久，气血痰瘀久郁化火，破溃走窜。舌质红，苔黄厚，为里热炽盛，病情深重之象。

【症状】

癌瘤多呈菜花状，溃烂、渗血，腐物附着，臭秽，淋巴结相互融合成巨大肿块，头痛剧烈，烦躁易怒，耳胀耳鸣，口苦咽干，痰涕带血，夜寐难眠，小便赤，大便结，脉弦滑数。

【治疗】

泻火解毒，散肿消坚。方用当归龙荟丸加味。药有当归，龙胆草，栀子，黄连，黄芩，黄柏，大黄，青黛，芦荟，木香，麝香，龙葵，天花粉，海浮石，山豆根。

3. 邪困正衰

【舌象】
舌质淡，苔白腻。

【形成原因】

癌瘤日久，损精耗血，元气大衰，癌瘤破溃难敛。舌质淡，苔白腻，为气血俱虚，邪困正衰之象。

【症状】

癌瘤破溃不堪，污血淋漓难尽，恶臭难闻，颈部淋巴结坚硬如石，头痛剧烈，无可休止，头晕目眩，耳鸣耳聋，面色苍白，精神委靡，少气懒言，肢体乏力，脘腹痞满，恶食纳差，恶心呕吐，大便溏泻，脉细弱无力。

【治疗】

补益脾肾，扶正祛邪。方用八珍汤加味。药有人参，白术，茯苓，甘草，当归，白芍药，川芎，熟地黄，冬虫夏草，桑寄生，益智仁，金樱子等。

九十二、肺癌

肺癌，亦称原发性支气管肺癌，是最常见的肺部恶性肿瘤。其发病与吸烟及环境受污染等因素有关。本病发病随年龄增长而增加，50至60岁上升特别显著，且男性发病高于女性。

在中医学文献中，类似肺癌的证候，散载于"肺积"、"息贲"、"咳嗽"、"喘息"、"胸痛"、"痰饮"等病证中。

中医辨证与舌象特征

1. 气血瘀滞

【舌象】

舌质暗，或有瘀斑，苔薄。

【形成原因】

长期吸烟，烟毒内蕴，或环境受污染，如工业废气，煤焦烟尘等，肺气郁滞不宣，血行瘀滞，毒瘀互结，久而形成本病。舌质暗，或有瘀斑，苔薄。为毒瘀内结之象。

舌为心之苗，脾之外候，苔由胃气所生

【症状】

咳嗽不畅，胸闷气憋，胸痛有定处，如锥如刺，或痰血暗红，口唇紫暗，脉细弦或细涩。

【治疗】

活血散瘀，行气化滞。方用桃红四物汤加味。药有桃仁，红花，当归，川芎，赤芍，熟地黄，丹皮，香附，延胡索。

2. 痰湿蕴肺

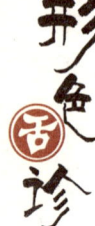

【舌象】

舌质暗，苔白腻，或黄腻。

【形成原因】

饮食不节，或脾气虚弱，湿聚生痰，留于肺脏，进而导致气血瘀阻，毒聚邪留，渐成本病。舌质暗，苔白腻，为气血瘀阻，痰湿内蕴之征。苔黄腻，是痰瘀化热之象。

【症状】

咳嗽，咯痰，气憋，痰质稠黏，痰白或黄白相兼，胸闷胸痛，纳呆便溏，神疲乏力，脉弦滑。

【治疗】

行气祛痰，健脾燥湿。方用二陈汤合栝楼薤白半夏汤。药有半夏，陈皮，茯苓，炙甘草，栝楼，薤白，白酒，半夏。

3. 阴虚毒热

【舌象】

舌质红，苔薄黄。

【形成原因】

肺癌晚期，邪毒耗伤肺阴，痰瘀化热。舌质红，苔薄黄，为阴虚毒热之象。

【症状】

咳嗽无痰或少痰，或痰中带血，甚则咯血不止，胸痛，心烦寐差，低热盗汗，或热壮盛，久稽不退，口渴，大便干结，脉细数或数大。

【治疗】

养阴清热，解毒散结。方用沙参麦冬汤合五味消毒饮。药有沙参，麦冬，玉竹，桑叶，甘草，天花粉，生扁豆，金银花，野菊花，蒲公英，紫花地丁，紫背天葵。

4. 气阴两虚

【舌象】
舌质红或淡。

【形成原因】

肺癌晚期，虚损加重，耗气伤血，以致气阴两虚。舌质红，为偏于阴虚；舌质淡，是偏于气虚。

【症状】

咳嗽痰少，或痰稀而黏，咳声低弱，气短喘促，神疲乏力，面色白，形瘦恶风，自汗或盗汗，口干少饮，脉细弱。

【治疗】

益气养阴。方用生脉散加味。药有人参，麦冬，五味子，栝楼，贝母，山慈姑，夏枯草。

九十三、食道癌

食道癌是一种常见的呈区域性高发的恶性肿瘤，北方较南方多见，男性发病率高于女性，大多数发生于40岁以上，尤以60至70岁者为最多。

食道癌在中医学中属于"噎膈"的范畴。

中医辨证与舌象特征

1. 痰气交阻

【舌象】
舌质偏红，苔薄腻。

【形成原因】
忧思郁怒，脾胃受损，痰气交阻于食道，渐生噎膈。舌质偏红，苔薄腻，为气郁痰阻，兼有郁热伤津之象。

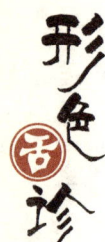

【症状】
吞咽梗阻，胸膈痞闷，情志舒畅时可稍减轻，口干咽燥，脉弦滑。

【治疗】
开郁化瘀润燥。方用启膈散。药有沙参，茯苓，丹参，川贝，郁金，砂仁壳，荷叶蒂，杵头糠。

2. 津亏热结

【舌象】
舌质红而干，或带裂纹。

【形成原因】
嗜酒无度，过食肥甘，或恣食辛辣，以致津伤血燥，食道干涩，食不得入，发为本病。舌质红而干，或带裂纹，为内热津伤之象。

【症状】
吞咽梗涩而痛，固体食物难入，汤水可下，形体逐渐消瘦，口干咽燥，大便干结，五心烦热，脉弦细数。

【治疗】
滋养津液为主。方用沙参麦冬汤。药有沙参，麦冬，玉竹，桑叶，天花粉，生扁豆。

3. 瘀血内结

【舌象】
舌质紫暗。

【形成原因】
情志不遂，肝郁气滞，气郁日久，血行不畅，气滞血瘀阻于食道，而成本病。舌质紫暗，为瘀血内结之征。

【症状】
吞咽梗阻，胸膈疼痛，食不得下，甚则滴水难进，食入即吐，面色黧黑，肌肤枯燥，形体消瘦，大便坚如羊屎，或吐下物如赤豆汁，或便血，脉细涩。

【治疗】
破结行瘀，滋阴养血。方用通幽汤。药有生地黄，熟地黄，桃仁泥，红花，当归，炙甘草，升麻。

4. 气虚阳微

【舌象】
舌质淡，苔白。

【形成原因】
酒色过度，或年老肾虚，以致津血渐枯，食道失养，干涩枯槁，发为本病。舌质淡，苔白，为气虚阳微之征。

【症状】
长期吞咽受阻，饮食不下，面色㿠白，精神疲惫，形寒气短，面浮足肿，泛吐清涎，腹胀便溏，脉细弱。

【治疗】
温补脾肾，益气回阳。方用补气运脾汤、右归丸二方交替服用。前方有人参，白术，茯苓，甘草，黄芪，陈皮，砂仁，半夏曲，生姜，大枣。

后方有熟地黄，山药，山茱萸，枸杞子，杜仲，菟丝子，附子，肉桂，当归，鹿角胶。

九十四、胃癌

胃癌是发生于胃黏膜的癌瘤，是消化道最常见的恶性肿瘤。多发生于中年之后，以50至60岁最多。本病主要表现为上腹隐痛、厌食、进行性消瘦及贫血，晚期上腹可摸到肿块。

胃癌在中医学中属于"胃脘痛"、"心下痞"、"反胃"、"膈证"等病的范畴。

中医辨证与舌象特征

1. 肝胃不和

【舌象】
舌质红，苔白或薄黄。

【形成原因】
情志失调，忧思过度，气滞郁结，肝气不舒，胃气失和，日久渐生本病。舌质红，苔白或薄黄，为肝胃郁热之象。

【症状】
胃脘胀满，时时作痛，窜及两胁，心烦易怒，气郁不舒，胸胁痛重，大便黏而不爽，脉细弦。

【治疗】
舒肝和胃，降逆止痛。方用逍遥散合旋复代赭汤。药有柴胡，白芍，白术，旋复花，代赭石等。

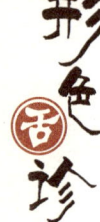

2. 脾胃虚寒

【舌象】
舌质淡胖，苔薄白。

【形成原因】
素有胃病，经久不愈，胃气耗伤，胃中虚冷，渐成本病。舌质淡胖，苔薄白，为气虚、阳虚之象。

【症状】
胃脘隐痛，绵绵不断，喜按喜温，时出清水，呕吐宿食，完谷不化，形体消瘦，神疲乏力，面色苍白，四肢不温，大便溏泻，脉沉缓或细弱。

【治疗】
温中散寒，和胃止痛。方用附子理中汤。药有炮附子，人参，白术，炮姜，炙甘草。

3. 瘀毒内阻

【舌象】
舌质紫暗，或有瘀斑。

【形成原因】
肝郁不舒，气滞日久，或气虚运血无力，以致血瘀，结于胃中，发为本病。舌质紫暗，或有瘀斑，为瘀血内阻之象。

【症状】
胃脘刺痛，痛处不移，心下痞块，呕吐血水，肌肤甲错，大便乌黑，上腹触及肿物，固定不移，推之不动，脉沉涩。

【治疗】
活血祛瘀，解毒止痛。方用失笑散合桃红四物汤。药有五灵脂，蒲黄，桃仁，红花，当归等。

舌为心之苗，脾之外候，苔由胃气所生

九十五、肝癌

肝癌是肝脏恶性肿瘤，症状表现为肝脏肿大，消瘦，食欲减退，黄疸等。

肝癌在中医学中属于"肝积"、"痞气"、"积聚"、"鼓胀"、"黄疸"等病的范畴。

中医辨证与舌象特征

1. 气滞血瘀

【舌象】
舌质紫暗，或有瘀点、瘀斑。

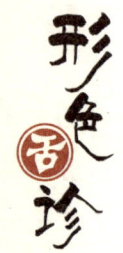

【形成原因】
七情内伤，情志抑郁；或脏腑气血亏虚，脾虚湿聚，痰凝血瘀；或邪毒入侵，邪凝毒结，均可使气、血、湿、热、瘀、毒互结而成本病。舌质紫暗，或有瘀点、瘀斑，为瘀血内阻之象。

【症状】
右胁下症块，表面结节或光滑，胁痛拒按，入夜尤甚，脘腹胀满，食欲不振，大便溏结不调，倦怠乏力，脉弦涩或沉细。

【治疗】
行气活血，化瘀消积。方用复元活血汤加减。药有柴胡，栝楼根，当归，红花，甘草，穿山甲，元胡，桃仁，三棱，莪术。

2. 湿热聚毒

【舌象】
舌质紫暗，苔黄腻。

【形成原因】

情志不遂，气滞肝郁日久，化热化火，火郁成毒；肝郁乘脾，运化失常，痰湿内生，湿热结毒，形成本病。舌质紫暗，苔黄腻，为湿热壅盛，气血运行不畅之象。

【症状】

右胁下症块坚硬，刺痛，心烦易怒，身黄目黄，口干口苦，食少，腹胀满，消瘦，乏力，小便短赤如茶色，脉弦滑。

【治疗】

清热利胆，泻火解毒。方用茵陈蒿汤加味。药有茵陈蒿，山栀，大黄，厚朴，水红花子，半枝莲。

3. 肝阴亏虚

【舌象】
舌质红，苔少。

【形成原因】

热毒之邪阻于肝胆，久之耗伤肝阴，阴血暗耗，气阴两虚，邪毒内结，发为本病。舌质红，苔少，为阴虚内热之象。

【症状】

症块高膨，背胁疼痛，五心烦热，头晕目眩，食少腹胀大，青筋暴露，甚则呕血、便血、皮下出血，脉细数。

【治疗】

养血柔肝，凉血解毒。方用一贯煎加味。药有沙参，麦冬，当归，生地黄，枸杞子，川楝子，半枝莲，水红花子。

舌为心之苗，脾之外候，苔由胃气所生

九十六、胰腺癌

胰腺癌是常见的消化道肿瘤之一。胰腺癌有60%～70%位于胰头部，其余位于胰体和胰尾，晚期常波及整个胰腺。

胰腺癌在中医学中属于"腹痛"、"黄疸"、"积聚"等病的范畴。

中医辨证与舌象特征

1. 痰瘀凝滞

【舌象】

舌质青紫，或有瘀斑。

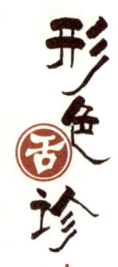

【形成原因】

饮食不节，损伤脾胃，或邪毒侵袭，留着不去，均可导致受病脏腑失和，气血运行不畅，痰浊内生，气滞血瘀痰凝，日久形成本病。舌质青紫，或有瘀斑，为瘀血内结之象。

【症状】

上腹疼痛，逐渐加剧，腹中痞块，固定不移，形体消瘦，疲乏无力，饮食不佳，脉弦或涩。

【治疗】

活血化瘀，兼调脾胃。方用膈下逐瘀汤。药有五灵脂，当归，川芎，桃仁，丹皮，赤芍药，乌药，延胡索，甘草，香附，红花，枳壳。

2. 肝胆湿热

【舌象】

舌质红，苔黄腻。

【形成原因】

腹内积累日久不消，瘀血阻滞，胆汁外溢，脾胃运化失常，湿热蕴蒸，发为本病。舌质红，苔黄腻，为湿热蕴结之象。

【症状】

胁肋胀满，腹痛拒按，嗳气呕恶，心烦发热，黄疸，小便黄赤，大便干结，脉濡滑。

【治疗】

清热利湿，活血散结。方用茵陈蒿汤合血府逐瘀汤。药有茵陈蒿，山栀，大黄，当归，生地黄，桃仁，红花，枳壳，赤芍药，柴胡，甘草，桔梗，川芎，牛膝。

九十七、乳腺癌

乳腺癌是女性乳房常见的恶性肿瘤，多发生于40至60岁经绝期前后的妇女。

乳腺癌相当于中医学中"乳岩"的范畴。

中医辨证与舌象特征

1. 肝郁气滞

【舌象】
舌苔薄白。

【形成原因】

情志不畅，肝脾两伤，气血失和，痰火交凝于乳房而成。舌苔薄白，为疾病初起之象。

【症状】

乳房肿块，质地较硬，肤色不变，忧郁不舒，心烦纳差，胸闷胁痛，脉弦。

【治疗】

舒肝解郁，理气散结。方用逍遥散加减。药有柴胡，当归，坤草，蒲公英，夏枯草等。

2. 瘀毒内阻

【舌象】

舌质紫暗，或有瘀斑，苔黄厚燥。

【形成原因】

七情内伤，气血紊乱，或经绝期月经不调，气血运动不畅，瘀滞乳中，日久而成本病。舌质紫暗，或有瘀斑，为瘀血内阻之象。舌苔黄厚燥，是热重津伤之征。

【症状】

乳房有块，质地坚硬，灼热疼痛，肤色紫暗，界限不清，推之不动，烦闷易怒，头痛寐差，面红目赤，便干尿黄，脉沉而涩。

【治疗】

活血化瘀，清热解毒。方用桃红四物汤加减。药有桃仁，红花，赤芍，当归，金银花，甘草，丹参，蒲公英，草河车，半枝莲。

3. 气血两虚

【舌象】

舌质淡，苔白。

【形成原因】

乳腺癌晚期，气血两虚，故见舌质淡，苔白。

【症状】

乳房中有块，高低不平，似如堆粟，先腐后溃，血水淋漓，臭秽不堪，疼痛难忍，面色苍白，头晕目眩，心悸气短，身体瘦弱，脉沉细。

【治疗】
补气养血，佐以解毒。方用八珍汤加减。药有人参，白术，当归，生黄芪，白花蛇舌草等。

九十八、子宫颈癌

子宫颈癌是生长在子宫颈上的恶性肿瘤，多发生在30至50岁的中年妇女。

本病在中医学中属于"崩漏"、"带下"、"症瘕"、"血枯"等病的范畴。

中医辨证与舌象特征

1. 肝郁气滞

【舌象】
舌质稍暗，苔微黄。

【形成原因】
恚怒抑郁，忧思不解，气血郁滞，日久生瘀而成本病。舌质稍暗，为气血不畅之征；舌苔微黄，是邪有化热之势。

【症状】
阴道流血，夹有瘀块，白带稍多。情绪郁闷，或心烦易怒，少腹胀感，胸胁胀满，周身窜痛，口苦咽干，脉弦。

【治疗】
疏肝解郁，健脾利湿。方用逍遥散加味。药有柴胡，白术，白芍药，半枝莲，白花蛇舌草。

2. 湿热瘀毒

【舌象】
舌质暗红，苔黄腻。

【形成原因】
房事不洁，损伤肾气，湿热结毒；或情志不遂，损伤肝脾，痰湿内生，郁久化热结毒，形成本病。舌质暗红，苔黄腻，为湿热蕴结之象。

【症状】
带下多，色如米泔或黄，或粉污，气臭，尿黄便干，口苦咽干，脉滑数或弦滑。

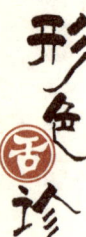

【治疗】
清热利湿解毒。方用四妙丸合五苓散。药有苍术，黄柏，牛膝，苡仁，桂枝，白术，茯苓，猪苓，泽泻。

3. 肝肾阴虚

【舌象】
舌质红，苔少或剥。

【形成原因】
早婚多产，不节房事，损伤肾气，精血不足，邪毒入侵，形成本病。

【症状】
时有阴道流血，头晕耳鸣，腰膝酸痛，手足心热，夜寐不安，脉弦细微数。

【治疗】
滋养肝肾。方用六味地黄丸加减。药有熟地黄，山药，丹皮，女贞子，旱莲草等。

九十九、大肠癌

大肠癌是一种常见的消化道恶性肿瘤,包括直肠癌和结肠癌。近些年来由于饮食构成成分的改变,大肠癌的发病率有逐渐上升的趋势。

大肠癌在中医学中属于"脏毒"、"下焦湿热"、"肠风"、"肠覃"等病的范畴。

中医辨证与舌象特征

1. 湿热蕴结

【舌象】
舌质红或绛红,苔黄腻。

【形成原因】
饮食不节,醉饱无度,恣食肥腻,湿热内生,流注大肠,结而成本病。舌质红或绛红,苔黄腻,为湿热蕴结之象。

【症状】
腹部阵痛,泻下赤白,里急后重,肛门灼热,胸闷烦渴,恶心纳呆,大便数频,每日5~6次,常有排便不尽感,小腹坠胀,脉滑而数。

【治疗】
清热利湿。方用槐花地榆汤加味。药有槐花,地榆,银花,茵陈,土茯苓,贝母,桔梗,马齿苋,败酱草,白花蛇舌草,半枝莲。

2. 脾肾阳虚

【舌象】
舌质淡,苔白。

【形成原因】

久坐湿地，或饮食生冷，或久泄不止，损伤脾肾阳气，阳气虚则致积，结而为肿，发为本病。舌质淡，苔白，为脾肾阳虚之象。

【症状】

面色萎黄，形体消瘦，嗜卧懒言，四肢厥冷，腰膝酸痛，腹部胀痛，喜温喜按。黎明以前泻泄，或便下污浊不能自持，脉沉细无力。

【治疗】

温补脾肾。方用参苓白术散合四神丸加减。药有人参，茯苓，肉豆蔻，五味子，白花蛇舌草等。

3. 肝肾阴虚

【舌象】

舌质红，苔少。

【形成原因】

久病失调，或房事不节，或温热病日久，肝肾阴液被劫，以致肝肾阴虚，发为本病。舌质红，苔少，为阴虚内热之象。

【症状】

腹痛隐隐，大便秘结，腰酸腿软，五心烦热，口渴咽干，脉弦细。

【治疗】

滋肾养肝。方用知柏地黄丸加味。药有知母，黄柏，熟地黄，白花蛇舌草，槐角等。

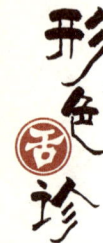

一〇〇、慢性粒细胞白血病

白血病是造血系统的一种恶性疾病,主要特点是体内白血病细胞大量增殖,侵犯全身各种组织和脏器,产生相应的症状表现。白血病有多种类型,慢性粒细胞白血病(简称慢粒)是较常见的一类。

慢粒在中医学中属于"虚劳"、"癥瘕"、"积聚"等病的范畴。

中医辨证与舌象特征

1. 气滞血瘀

【舌象】
舌质紫暗,或有瘀斑。

【形成原因】
七情内伤,气滞血瘀,或饮食失调,内生痰瘀,或寒温不调,感受外邪,邪毒与气血相搏结而成本病。舌质紫暗,或有瘀斑,为内有瘀滞之象。

【症状】
脘腹胀满,胁下有块,软而不坚,固定不移,脉弦。

【治疗】
活血化瘀。方用膈下逐瘀汤加减。药有五灵脂,当归,川芎,桃仁,丹皮,赤芍药,延胡索,香附,红花,枳壳,甘草,丹参,三棱,莪术。

2. 肝肾阴虚

【舌象】
舌质红,苔少。

【形成原因】

邪毒久郁，津血亏虚，阴虚失润，虚火内炽。舌质红，苔少，为阴虚内热之象。

【症状】

头晕耳鸣，腰膝酸软，午后低热，盗汗乏力，时有口鼻衄血，肌肤瘀斑，脉细数。

【治疗】

滋阴清热。方用杞菊地黄丸加减。药有枸杞子，菊花，熟地黄，山茱萸，山药，泽泻，丹皮，何首乌，炙龟板，紫河车，菟丝子。

3. 脾肾阳虚，瘀血内结

【舌象】

舌质暗淡，舌体胖。

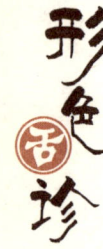

【形成原因】

脾肾久病，耗气伤阳，气虚则瘀毒加重，人体正气更伤。舌质暗淡，舌体胖，为阳虚，气血运行不畅之象。

【症状】

少气懒言，食少纳呆，腹胀便溏，神疲乏力，腰酸肢冷，肝脾肿大，颈、颔下、腋下及腹股沟淋巴结肿大，脉沉缓。

【治疗】

温补脾肾，行瘀散结。方用右归丸加减。药有熟地黄，山药，山茱萸，枸杞子，杜仲，附子，肉桂，丹参，夏枯草，益母草，赤芍，三棱，莪术。

方剂索引

【一画】

※**一贯煎**　沙参　麦冬　当归　生地黄　枸杞子　川楝子

【二画】

※**二仙汤**　仙茅　仙灵脾　巴戟天　黄柏　知母　当归
※**二至丸**　女贞子　旱莲草
※**二阴煎**　生地黄　麦冬　枣仁　生甘草　玄参　茯苓　黄连　木通　灯心草　竹叶
※**二陈汤**　半夏　陈皮　茯苓　炙甘草
※**七宝美髯丹**　何首乌　茯苓　牛膝　当归　枸杞子　菟丝子　破故纸
※**七福饮**　熟地　当归　人参　白术　炙甘草　远志　杏仁
※**八正散**　木通　车前子　篇蓄　瞿麦　滑石　甘草梢　大黄　山栀　灯心草
※**八珍汤**　人参　白术　茯苓　甘草　当归　白芍　川芎　熟地黄　生姜　大枣
※**十全大补汤**　熟地黄　白芍　当归　川芎　人参　白术　茯苓　炙甘草　黄芪　肉桂
※**丁香散**　丁香　柿蒂　良姜　炙甘草
※**人参养营汤**　人参　甘草　当归　白芍　熟地黄　肉桂　大枣　黄芪　白术　茯苓　五味子　远志　橘皮　生姜

【三画】

※**三拗汤**　麻黄　杏仁　生甘草
※**大补元煎**　人参　炒山药　熟地黄

※大补阴丸　知母　黄柏　熟地黄　龟板　猪脊髓
※大秦艽汤　秦艽　当归　甘草　羌活　防风　白芷　熟地黄　茯苓　石膏　川芎　白芍　独活　黄芩　生地黄　白术　细辛
※大柴胡汤　柴胡　黄芩　半夏　枳实　白芍　大黄　生姜　大枣
※川芎茶调散　川芎　荆芥　薄荷　羌活　细辛　白芷甘草　防风
※小承气汤　大黄　厚朴　枳实
※小活络丹　炙川乌　炙草乌　地龙　炙南星　乳香　没药
※小蓟饮子　生地黄　小蓟　滑石　通草　炒蒲黄　淡竹叶　藕节　当归　山栀　甘草

【四　画】

※天王补心丹　人参　玄参　丹参　茯苓　五味子　远志　桔梗　当归　天冬　麦冬　柏子仁　酸枣仁　生地黄　辰砂
※天麻钩藤饮　天麻　钩藤　生石决明　川牛膝　桑寄生　杜仲　山栀　黄芩　益母草　朱茯神　夜交藤
※开郁种玉汤　白芍　香附　当归　白术　丹皮　茯苓花粉
※止带方　茯苓　猪苓　泽泻　赤芍　丹皮　茵陈　黄柏栀子　牛膝　车前子
※止嗽散　荆芥　桔梗　甘草　白前　陈皮　百部　紫菀
※五皮散　桑白皮　橘皮　生姜皮　大腹皮　茯苓皮
※五苓散　桂枝　白术　茯苓　猪苓　泽泻
※五味消毒饮　金银花　野菊花　蒲公英　紫花地丁　紫背天葵子
※五神汤　茯苓　金银花　牛膝　车前　紫花地丁
※五磨饮子　乌药　沉香　槟榔　枳实　木香
※六味汤　桔梗　甘草　薄荷　荆芥穗　防风　僵蚕
※六味地黄丸　熟地黄　山药　茯苓　丹皮　泽泻　山茱萸
※六磨汤　沉香　木香　槟榔　乌药　枳实　大黄
※月华丸　天冬　麦冬　生地黄　熟地黄　山药　百部沙参　川贝母　茯苓　阿胶　三七　獭肝　白菊花　桑叶
乌头汤　川乌　麻黄　芍药　黄芪　甘草
※乌发丸　丹皮　赤芍　当归　生地黄　女贞子　侧柏叶　黑豆衣　黑芝麻
※乌药汤　乌药　香附　木香　当归　甘草
※乌梅丸　乌梅　黄连　黄柏　人参　当归　附子　桂枝　蜀椒　干姜　细辛

※少腹逐瘀汤　小茴香　干姜　延胡索　没药　当归　川芎　肉桂　赤芍药　蒲黄　五灵脂

【五　画】

※玉女煎　石膏　熟地黄　麦冬　知母　牛膝

※玉屏风散　黄芪　白术　防风

※龙胆泻肝汤　龙胆草　泽泻　木通　车前子　当归　柴胡　生地黄　黄芩　栀子

※左归丸　熟地黄　山药　山茱萸　菟丝子　枸杞子　川牛膝　鹿角胶　龟板胶

※左归饮　熟地黄　山茱萸　枸杞子　山药　茯苓　甘草

※右归丸　熟地黄　山药　山茱萸　枸杞子　杜仲　菟丝子　附子　肉桂　当归　鹿角胶

※右归饮　熟地黄　山茱萸　枸杞子　山药　杜仲　甘草　附子　肉桂

※甘麦大枣汤　甘草　淮小麦　大枣

※四妙丸　苍术　黄柏　牛膝　苡仁

※四君子汤　党参　白术　茯苓　甘草

※四物汤　当归　白芍药　川芎　熟地黄

※四神丸　补骨脂　肉豆蔻　吴茱萸　五味子　生姜　大枣

※四海舒郁丸　海蛤粉　海带　海藻　海螵蛸　昆布　陈皮　青木香

※生脉散　人参　麦冬　五味子

※生铁落饮　天冬　麦冬　贝母　胆星　橘红　远志　石菖蒲　连翘　茯苓　茯神　玄参　钩藤　丹参　辰砂　生铁落

※失笑散　五灵脂　蒲黄

※白头翁汤　白头翁　秦皮　黄连　黄柏

※白虎加人参汤　知母　石膏　甘草　粳米　人参

※白虎加桂枝汤　知母　石膏　甘草　粳米　桂枝

※半夏白术天麻汤　半夏　白术　天麻　陈皮　茯苓　甘草　生姜　大枣

※半夏厚朴汤　半夏　厚朴　紫苏　茯苓　生姜

※归芎红花散　当归　大黄　栀仁　黄芩　红花　赤芍药　甘草　白芷　防风　生地黄　连翘

※归肾丸　熟地黄　山药　山茱萸　茯苓　当归　枸杞子　杜仲　菟丝子

※归脾汤　党参　黄芪　白术　茯神　酸枣仁　龙眼肉　木香　炙甘草　当归　远志　生姜　大枣

223

※加味二妙散　黄柏　苍术　当归　牛膝　防己　萆薢　龟板
※加味二陈汤　法半夏　陈皮　茯苓　甘草　黄芩　黄连　薄荷　生姜
※艾附暖宫丸　当归　生地黄　白芍　川芎　黄芪　肉桂　艾叶　续断　吴茱萸　香附
※圣愈汤　人参　黄芪　当归　川芎　熟地黄　生地黄

【六画】

※百合固金丸　生地黄　熟地黄　麦冬　贝母　百合　当归　炒芍药　甘草　玄参　桔梗
※芎芷石膏汤　川芎　白芷　石膏　菊花　藁本　羌活
※芍药汤　黄芩　芍药　炙甘草　黄连　大黄　槟榔　当归　木香　肉桂
※耳聋左慈丸　熟地黄　山茱萸　山药　丹皮　茯苓　泽泻　柴胡　磁石
※至宝丹　朱砂　麝香　安息香　金银箔　犀角（水牛角代替）　牛黄　琥珀　雄黄　玳瑁　龙脑
※安宫牛黄丸　牛黄　郁金　犀角（用水牛角代替）　黄连　朱砂　冰片　珍珠　山栀　雄黄　黄芩　麝香　金箔衣
※当归六黄汤　当归　生地黄　熟地黄　黄连　黄芩　黄柏　黄芪
※当归龙荟丸　当归　龙胆草　栀子　黄连　黄芩　黄柏　大黄　青黛　芦荟　木香　麝香
※当归饮子　地黄　巴戟　山茱萸　肉苁蓉　肉桂　附子　茯苓　远志　菖蒲　麦冬　五味子　石斛　薄荷　生姜　大枣
※竹叶石膏汤　竹叶　石膏　麦冬　人参　半夏　粳米　炙甘草
※朱砂安神丸　黄连　朱砂　生地黄　当归身　炙甘草
※血府逐瘀汤　当归　生地黄　桃仁　红花　枳壳　牛膝　柴胡　川芎　赤芍药　甘草　桔梗
※导痰汤　半夏　陈皮　枳实　茯苓　甘草　炙南星
※防己黄芪汤　防己　白术　黄芪　甘草　生姜　大枣
※防风汤　防风　当归　赤茯苓　杏仁　黄芩　秦艽　葛根　麻黄　肉桂　生姜　甘草　大枣
※曲麦枳术丸　神曲　麦曲　枳实　白术

【七画】

※苍耳子散　白芷　薄荷　辛夷花　苍耳子
※苍附导痰汤　茯苓　半夏　陈皮　甘草　苍术　香附南星　枳壳　生姜　神曲
※苏合香丸　白术　青木香　犀角(用水牛角代替)　香附　朱砂　诃子　檀香　安息香　沉香　麝香　丁香　荜拨　苏合香油　熏陆香　冰片
※杞菊地黄丸　枸杞子　菊花　熟地黄　山茱萸　山药　泽泻　丹皮　茯苓
※杏苏散　杏仁　紫苏叶　橘皮　半夏　生姜　枳壳　桔梗　前胡　茯苓　甘草　大枣
※连理汤　人参　白术　干姜　炙甘草　黄连　茯苓
※沙参麦冬汤　沙参　麦冬　玉竹　桑叶　甘草　天花粉　生扁豆
※启宫丸　半夏　香附　苍术　陈皮　神曲　茯苓　川芎
※启膈散　沙参　茯苓　丹参　川贝　郁金　砂仁壳　荷叶蒂　杵头糠
※补气运脾汤　人参　白术　茯苓　甘草　黄芪　陈皮　砂仁　半夏曲　生姜　大枣
※补中益气汤　人参　黄芪　白术　甘草　当归　陈皮　升麻　柴胡
※补阳还五汤　当归尾　川芎　黄芪　桃仁　地龙　赤芍　红花
※补肝汤　当归　白芍　川芎　熟地黄　酸枣仁　木瓜　炙甘草
※身痛逐瘀汤　秦艽　川芎　桃仁　红花　甘草　羌活　没药　香附　五灵脂　牛膝　地龙　当归
※附子理中汤　炮附子　人参　白术　炮姜　炙甘草
※两地汤　生地　玄参　白芍　麦冬　阿胶　地骨皮
※完带汤　白术　山药　人参　白芍　苍术　车前子　甘草　陈皮　柴胡　荆芥穗
※还少丹　熟地黄　枸杞子　山茱萸　肉苁蓉　巴戟天　小茴香　杜仲　怀牛膝　楮实子　人参　茯苓　山药　大枣　菖蒲　远志　五味子
※龟鹿二仙丹　鹿角　龟板　人参　枸杞子

【八画】

※苓桂术甘汤　茯苓　桂枝　白术　甘草
※虎潜丸　龟板　黄柏　知母　熟地黄　白芍药　锁阳　陈皮　虎骨　干姜
※泻黄散　藿香　山栀仁　石膏　甘草　防风

※羌活胜湿汤　羌活　独活　川芎　蔓荆子　甘草　防风　蒿本
※定间丸　天麻　川贝母　胆南星　姜半夏
※定喘汤　白果　麻黄　桑白皮　款冬花　半夏　杏仁　苏子　黄芩　甘草
※知柏地黄丸　知母　黄柏　熟地黄　山茱萸　山药　茯苓　丹皮　泽泻
※金铃子散　金铃子　延胡索
※《金匮》肾气丸　桂枝　附子　熟地黄　山茱萸　山药　茯苓　丹皮　泽泻
※金锁固精丸　沙苑蒺藜　芡实　莲须　龙骨　牡蛎　莲肉
※参附汤　人参　熟附子　姜　枣
※参苓白术散　人参　茯苓　白术　桔梗　山药　甘草　白扁豆　莲子肉　砂仁　苡仁
※肥儿丸　人参　茯苓　白术　黄连　胡黄连　使君子　神曲　麦芽　山楂　芦荟　甘草
※使君子散　使君子　苦楝子　白芜荑　甘草
※枇杷清肺饮　人参　枇杷叶　甘草　黄连　桑白皮　黄柏

【九　画】

※荆防败毒散　荆芥　防风　羌活　独活　柴胡　前胡　川芎　枳壳　茯苓　桔梗　甘草
※茵陈术附汤　茵陈蒿　白术　附子　干姜　炙甘草　肉桂
※茵陈蒿汤　茵陈蒿　山栀　大黄
※胃苓汤　苍术　厚朴　陈皮　甘草　生姜　大枣　桂枝　白术　泽泻　茯苓　猪苓
※济川煎　当归　牛膝　肉苁蓉　泽泻　升麻　枳壳
※《济生》肾气丸　地黄　山药　山茱萸　丹皮　茯苓　泽泻　炮附子　桂枝　牛膝　车前子
※洗心汤　人参　甘草　半夏　陈皮　附子　茯神　生酸枣仁　神曲　菖蒲
※养心汤　黄芪　茯苓　茯神　当归　川芎　炙甘草　半夏曲　柏子仁　酸枣仁　远志　五味子　人参　肉桂
※养胃增液汤　石斛　乌梅　北沙参　玉竹　甘草　白芍
※神应养真丹　当归　川芎　白芍　天麻　羌活　熟地　木瓜　菟丝子
※香砂六君子汤　木香　砂仁　陈皮　半夏　党参　白术　茯苓

甘草

※**香棱丸** 木香 丁香 三棱 莪术 枳壳 青皮 川楝子 小茴香

※**举元煎** 人参 黄芪 升麻 白术 炙甘草

※**复元活血汤** 柴胡 栝蒌根 当归 红花 甘草 穿山甲 大黄 桃仁

※**顺气导痰汤** 半夏 陈皮 茯苓 甘草 生姜 胆南星 枳实 木香 香附

※**保元汤** 人参 黄芪 肉桂 甘草 生姜

※**保和丸** 神曲 山楂 茯苓 半夏 陈皮 连翘 莱菔子

※**保阴煎** 生地黄 熟地黄 白芍 山药 续断 黄芩 黄柏 甘草

※**保真汤** 人参 黄芪 白术 甘草 赤茯苓 白茯苓 五味子 当归 生地黄 熟地黄 天冬 麦冬 赤芍药 白芍药 柴胡 厚朴 地骨皮 黄柏 知母 莲心 陈皮 姜 枣

※**独参汤** 人参

※**独活寄生汤** 独活 桑寄生 秦艽 防风 细辛 当归 芍药 川芎 干地黄 杜仲 牛膝 人参 茯苓 甘草桂心

※**除风清脾饮** 陈皮 连翘 防风 知母 元明粉 黄芩 玄参 黄连 荆芥 大黄 桔梗 生地黄

※**除湿胃苓汤** 苍术 厚朴 陈皮 猪苓 泽泻 赤茯苓 白术 滑石 防风 山栀子 木通 肉桂 甘草 灯心草

【十画】

※**秦艽鳖甲散** 地骨皮 柴胡 秦艽 知母 当归 鳖甲 青蒿 乌梅

※**真武汤** 炮附子 白术 茯苓 芍药 生姜

※**桂枝茯苓丸** 桂枝 茯苓 赤芍 丹皮 桃仁

※**桃红四物汤** 桃仁 红花 当归 川芎 赤芍 熟地黄

※**栝蒌薤白半夏汤** 栝蒌 薤白 白酒 半夏

※**柴胡桂枝干姜汤** 柴胡 桂枝 干姜 黄芩 栝楼根 牡蛎 炙甘草

※**柴胡疏肝散** 柴胡 枳壳 芍药 甘草 香附 川芎

※**柴胡截疟饮** 柴胡 黄芩 人参 甘草 半夏 常山 乌梅 槟榔 桃仁 生姜 大枣

※**海藻玉壶汤** 海藻 昆布 海带 半夏 陈皮 青皮 连翘 象贝 当归 川芎 独活 甘草

※**涤痰汤** 炙半夏 炙南星 陈皮 枳实 茯苓 人参 石菖蒲 竹茹 甘草 生姜

※消风散　荆芥　防风　当归　生地　苦参　炒苍术　蝉蜕　木通　胡麻仁　生知母　煅石膏　生甘草　牛蒡子
※消渴方　黄连末　天花粉末　生地汁　藕汁　人乳汁　姜汁　蜂蜜
※射干麻黄汤　射干　麻黄　细辛　紫菀　款冬花　半夏　五味子　生姜　大枣
※逍遥散　柴胡　白术　白芍　当归　茯苓　炙甘草　薄荷　煨姜
※逍遥姜贝散　柴胡　当归　白芍　茯苓　白术　栝楼　贝母　半夏　胆南星　生牡蛎　山慈姑
※通幽汤　生地黄　熟地黄　桃仁泥　红花　当归　炙甘草　升麻
※通窍活血汤　赤芍药　川芎　桃仁　红花　麝香　老葱　鲜姜　大枣　酒
※透疹凉解汤　桑叶　甘菊　薄荷　连翘　牛蒡子　赤芍　蝉蜕　紫花地丁　黄连　藏红花
※桑白皮汤　桑白皮　半夏　苏子　杏仁　贝母　黄芩　黄连　山栀
※桑菊饮　桑叶　菊花　连翘　薄荷　桔梗　杏仁　芦根　甘草
※凉膈散　大黄　芒硝　栀子　甘草　黄芩　薄荷　连翘　竹叶　白蜜
※凉营清气汤　犀角尖　鲜石斛　生石膏　鲜生地　薄荷叶　生甘草　黄连　焦栀子　丹皮　赤芍　玄参　连翘壳　鲜竹叶　茅根　芦根　金汁

【十一画】

※理中丸　人参　白术　干姜　炙甘草
※黄连阿胶汤　黄连　阿胶　黄芩　鸡子黄　芍药
※黄连清心饮　黄连　生地黄　当归　甘草　酸枣仁　茯神　远志　人参　莲子肉
※黄芩滑石汤　黄芩　滑石　通草　茯苓　猪苓　大腹皮　白豆蔻
※黄芪建中汤　黄芪　白芍　桂枝　炙甘草　生姜　大枣　饴糖
※栀子清肝汤　栀子　丹皮　柴胡　当归　芍药　茯苓　川芎　牛蒡子　甘草
※鹿茸补涩丸　人参　黄芪　菟丝子　桑螵蛸　莲肉　茯苓　肉桂　山药　附子　鹿茸　桑皮　龙骨　补骨脂　五味子
※麻子仁丸　麻子仁　芍药　炙枳实　大黄　炙厚朴　杏仁
※麻杏石甘汤　麻黄　杏仁　石膏　炙甘草
※羚羊角汤　羚羊角　龟板　生地　丹皮　白芍　柴胡　薄荷　蝉蜕　菊花　夏枯草　石决明
※清经散　丹皮　地骨皮　白芍　熟地黄　青蒿　茯苓　黄柏

※清胃汤　石膏　黄芩　生地黄　丹皮　黄连　升麻
※清胃散　黄连　生地黄　丹皮　升麻　当归
※清胃解毒汤　升麻　黄连　丹皮　生地黄　黄芩　石膏
※清咽利膈汤　连翘　栀子　黄芩　薄荷　牛蒡子　防风　荆芥　大黄　玄明粉　玄参　金银花
※清热泻脾散　山栀　生石膏　黄连　黄芩　生地黄　赤茯苓　灯心草
※清暑益气汤　西洋参　麦冬　知母　甘草　竹叶　黄连　石斛　荷梗　鲜西瓜翠衣　粳米
※清脾散　薄荷叶　升麻　山栀仁　赤芍　枳壳　黄芩　陈皮　藿香叶　防风　石膏　甘草
※清气化痰丸　栝蒌仁　陈皮　黄芩　杏仁　枳实　茯苓　胆南星　半夏　姜汁
※清燥救肺汤　桑叶　石膏　杏仁　甘草　麦冬　人参　阿胶　炒胡麻仁　炙枇杷叶
※渗湿汤　干姜　甘草　丁香　苍术　白术　橘红　茯苓
※旋复代赭汤　旋复花　代赭石　人参　半夏　炙甘草　生姜　大枣
※银翘散　金银花　连翘　豆豉　牛蒡子　薄荷　荆芥穗　桔梗　甘草　竹叶　鲜芦根
※猪苓汤　猪苓　茯苓　泽泻　阿胶　滑石
※萆薢渗湿汤　萆薢　苡仁　黄柏　茯苓　丹皮　泽泻　滑石　通草

【十二画】

※葛根芩连汤　葛根　黄芩　黄连　炙甘草
※葱豉汤　葱白　豆豉
※菟丝子散　菟丝子　鸡内金　肉苁蓉　牡蛎　附子　五味子
※越婢加术汤　麻黄　石膏　甘草　大枣　白术　生姜
※痛泻要方　白术　白芍　防风　炒陈皮
※温胆汤　半夏　橘皮　甘草　枳实　竹茹　茯苓　生姜
※温肺止流丹　人参　荆芥　细辛　诃子　甘草　桔梗鱼脑骨
※温经汤　人参　当归　川芎　白芍　肉桂　莪术　丹皮　甘草　牛膝
※滋血汤　人参　山药　黄芪　白茯苓　川芎　当归　白芍　熟地黄
※程氏萆薢分清饮　萆薢　车前子　茯苓　莲子心　菖蒲　黄柏　丹参　白术
※犀角地黄汤　犀角(用水牛角代替)　生地黄　丹皮　芍药
※疏风清热汤　荆芥　防风　牛蒡子　甘草　金银花　连翘　桑白皮

赤芍　桔梗　黄芩　天花粉　玄参　浙贝母
※**普济消毒饮**　黄芩　黄连　连翘　玄参　板蓝根　马勃　牛蒡子　僵蚕　升麻　柴胡　陈皮　桔梗　甘草　薄荷

【十三画以上】

※**新加香薷饮**　香薷　鲜扁豆花　厚朴　金银花　连翘
※**蒿芩清胆汤**　青蒿　黄芩　竹叶　半夏　赤茯苓　枳壳　陈皮　碧玉散(青黛　芒硝　蒲黄　甘草)
※**解肌透痧汤**　荆芥　蝉蜕　射干　甘草　葛根　牛蒡子　马勃　桔梗　前胡　连翘　僵蚕　豆豉　竹茹　浮萍
※**槐花地榆汤**　槐花　地榆　银花
※**膈下逐瘀汤**　五灵脂　当归　川芎　桃仁　丹皮　赤芍　乌药　枳壳　延胡索　甘草　香附　红花
※**缩泉丸**　山药　乌药　益智仁
※**毓麟珠**　鹿角霜　川芎　白芍　白术　茯苓　川椒　人参　当归　杜仲　甘草　菟丝子　熟地黄
※**增液汤**　玄参　麦冬　生地黄
※**薏苡仁汤**　薏苡仁　川芎　当归　麻黄　桂枝　羌活　独活　防风　川乌　苍术　甘草　生姜
※**薏苡竹叶散**　薏苡仁　竹叶　白蔻仁　滑石　黄芩　连翘　茯苓　通草
※**藿香正气散**　藿香　紫苏　白芷　桔梗　白术　厚朴　半夏曲　大枣　大腹皮　茯苓　橘皮　甘草
※**薄荷连翘方**　薄荷　牛蒡子　金银花　连翘　竹叶　绿豆衣　知母　生地黄
※**镇肝熄风汤**　淮牛膝　龙骨　生白芍　天冬　麦芽　代赭石　牡蛎　玄参　川楝子　茵陈蒿　甘草　龟板
※**鳖甲煎丸**　鳖甲　射干　黄芩　柴胡　鼠妇　干姜　大黄　芍药　桂枝　葶苈子　石韦　厚朴　丹皮　瞿麦　紫葳　半夏　人参　䗪虫　阿胶　蜂房　赤硝　蜣螂　桃仁
※**赞育丹**　熟地黄　白术　当归　枸杞子　杜仲　仙茅　巴戟天　山茱萸　淫羊藿　肉苁蓉　韭子　蛇床子　炙附子　肉桂